Gerhard Neumann . Entstehung und Funktion des Bewusstseins

Gerhard Neumann

Entstehung und Funktion
DES BEWUSSTSEINS

Neuste Entdeckungen
Entschlüsseln das Nervensystem

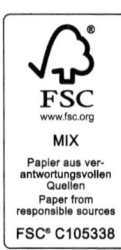

Bibliografische Information der Deutschen Nationalbibliothek:
Die Deutsche Nationalbibliothek verzeichnet diese Publikation in der
Deutschen Nationalbibliografie;
detaillierte bibliografische Daten sind im Internet über http://dnb.d-nb.de abrufbar.

© 2014 Gerd Neumann
Umschlaggestaltung, Herstellung und Verlag: BoD – Books on Demand GmbH
ISBN: 978-3-7357-1125-0

All denen gewidmet,
die bis heute auf solche Antworten warten mussten.

Inhalt

7

Vorwort

Seit der Mensch über sich selbst nachdenken kann, sucht er verzweifelt nach einer plausiblen Erklärung für das ständige Gefühl, das zu ihm sagt: Du existierst!" Er ließ sich davon überzeugen, dass in ihm „eine gute und eine schlechte Seele" wohnen. Doch wo sie genau sitzen und wie sie zueinander in einer Wechselbeziehung stehen, das und vieles mehr, blieben ihm verborgen.

Fragen dieser Art, die zu den brennendsten der Menschheit gehören, haben einem bestimmten Menschenschlag, der sehr nach Herrschaft strebt, nie gefallen. Auch wussten die Mächtigen mit ihrer Findigkeit genau, wie man diese Wissenslücke beibehalten sollte, um sie für eigene Zwecke zu nutzen. Wenn aber eine dauerhafte Kluft der Unwissenheit, die medizinische sowie technische Weiterentwicklung behindert, dann wird es höchste Zeit, die Fehlentwicklung so schnell wie möglich mit neuen Grundkenntnissen zu ergänzen, oder möglichst ganz zu beseitigen: Sie werden hier an Hand von einfachen Beispielen und Beweisen aus anerkannten Forschungsberichten sehen, wie wieder einmal ein weißer Fleck in der Wissenschaft mit bahnbrechenden Erkenntnissen ausgefüllt wird.

Meine hier aufgezeigten Forschungsergebnisse basieren auf meinen eigenen Entdeckungen. Sie selbst, lieber Leser, können feststellen, dass meine Arbeiten bemerkenswerterweise in keiner wissenschaftlichen Literatur, wie z.B. Neurologie, Psychologie, Philosophie oder auch Informatik/Neuroinformatik, vermerkt sind. Dafür aber finden Sie dort solche Sätze wie z.B.: [...] bis heute noch nicht erforscht [...]; [...] es liegen keine Erkenntnisse vor [...] oder ähnliche Äußerungen.

Weshalb diese Unwissenheit so lange Zeit andauerte, darf niemanden verwundern; denn schon von Kindheit an bis zur akademischen Ausbildung erhält man auf die bohrenden Fragen des Lebens (Was ist Bewusstsein, Unterbewusstsein, Seele? oder ähnlichen Fragen mehr) stets die gleichen Antworten: „Das wird der Mensch nie ergründen!" oder „Das wird ein ewiges Geheimnis des Lebens bleiben!" Solche pessimistischen Prognosen aber trainieren perfekt unser Unterbewusstsein, und bilden so - nach dem Prinzip der Hirnwäsche - eine unbewusste Denkschranke. Das erkennt man besonders gut daran, dass die Wissenschaft bisher Hervorragendes leisten konnte, nicht aber an die zentralen Fragen herankam. - Um diese machten sie gedankenlos einen Bogen. Doch auf ihren Umwegen haben sie nahezu alles erforscht, was zu erforschen ging. Diese ausgezeichneten Arbeiten sind es auch, die in meiner Beweisführung unabsichtlich empirisch belegen, dass meine Erkenntnisse richtig und daher fundamental für weitere Forschungsarbeiten sind. Aus dieser Wissenschaft haben wir ein neues Rüstzeug für die Formel des Lebens gewonnen.

Sie zeigt uns ganz genau, wann ein Leben, das man als solches bezeichnen kann, entsteht, und wie es sich selbst, mit eigener Entwicklungsfähigkeit, an die Gegebenheiten seiner Umwelt anpasst.

Als mir zwischen den Menschen und anderen Wesen symmetrische und asymmetrische Unterschiede auffielen, und ich mir darüber Gedanken machte, wusste ich recht bald, dass ich einer bedeutenden Entdeckung auf der Spur war. Um die wichtigsten Zusammenhänge dazu herauszufinden, war ich gezwungen, für mich selbst eine sehr vielseitige Grundlagenforschung zu betreiben. Vielseitig, weil auf meinen exkursreichen Erkundungswegen immer wieder neue Enthüllungen hinzukamen, denen ich nachgehen musste. So fand ich dort viele überraschende Antworten, die bis dahin der Natur- und so manchen anderen Wissenschaften verschlossen blieben. Welch effiziente und sensationelle Erkenntnisse ich dabei in den völlig unbekannten Gebieten fand, habe ich in diesem Buch nicht alle unterbringen wollen, weil das komplexe Wissen die Allgemeinheit weniger interessiert: Darin begründe ich u.a., welche Schaltvorgänge nötig sind, um z.B. das Gedächtnis hervorzuholen. Fasst man alles zusammen, resultiert daraus die Erkenntnis, dass es sich um eine neue fundamentale Wissenschaft handelt, die mit diesem Teilbericht ihren wichtigen

Anfang nimmt und ab hier den von mir gegebenen Namen *BINIDALLOGIE*[1+2+3]trägt.

Übrigens
Weil die *Binidallogie* eine noch nicht bekannte Wissenschaft ist, musste ich in der Anatomie völlig neue Wege beschreiten. Erschwerend kam hinzu, dass es bis heute auf diesem Gebiet keine Literatur gibt, mit der man die *Binidallogie* vergleichen könnte. Auch die verwandte Neurologie konnte nur wenig Nutzbares vorweisen. Es war mir also nicht möglich in einer entsprechenden Literatur zu recherchieren, um zu geeigneten Nachweisführungen zu gelangen. Wo es sie zu finden gab, habe ich sie selbstverständlich in diesem Buch untergebracht. Allerdings sind es nicht viele, aber dafür besitzen sie eine große Beweiskraft, die in dieser völlig neuen Wissenschaft benötigt wird. Andererseits, hätte ich die Möglichkeit gehabt, meine Arbeit mit vielen ordentlichen Nachweisen zu belegen, dann gäbe es wohl dieses revolutionäre Buch nicht. Eine logische Anmerkung, die ich hier nur vorsichtshalber eingefügt habe, um klarzustellen, dass eine allgemein übliche Vorgehensweise in der wissenschaftlichen Arbeit nicht immer erfüllbar sein kann. Vor allem dann nicht, wenn diese von Grund auf neu ist.

---

[1] (Diese Fußnote ist ein Nachweis) Roger Sperry, Medizinnobelpreisträger des Jahres 1981 und Pionier der Hirnforschung, hatte in seinem Buch Piper München Zürich „Naturwissenschaft und Wertentscheidung" auf Seite 52 den Gedanken geäußert: „[...] wird die geistig-seelische-Kraft als solches erkannt sein, und wir werden ihr einen entsprechenden Namen geben [...]" Darauf begründet, nehme ich mir das Recht diese neue Wissenschaft *Binidallogie* zu nennen und es zugleich zu einer neuen Lehre von der Bewusstseinsbildung und der neuralen ICH-Zusammensetzung zu proklamieren.

[2] Mit dem neuen Wissen kann man zahlreiche unbekannte Dinge erkennen, deshalb musste dafür ein neues Wort erdacht werden, dessen Sinn hier etwas später verdeutlicht wird. Das Wort Egologie wäre sehr treffend gewesen, aber es wurde bereits von anderen verbraucht.

[3] Es handelt sich hierbei um eine Lehre, die alle bewusstseinserzeugenden Schaltvorgänge im Nervensystem erklärt.

Kapitel 1

Ein paar wichtige Worte zum Beginn: Von einigen meiner Manuskript-Kritiker konnte ich erkennen, dass sie offensichtlich das wichtige Kapitel 1 gar nicht gelesen haben, weil sie gleich am Ende des Werkes zum Kern der Sache gelangen wollten. In diesem und weiteren Abschnitten aber werden neue Begriffe und gewisse Feststellungen genau beschrieben, die für die nötige Einleitung ins völlig Unbekannte sorgen. Wer jedoch auf die Bedeutung solch neuer Wortbildungen nicht eingeht, und nur an Endergebnissen interessiert ist, wird den Inhalt des Buches niemals verstehen. Wenn also jemand über die Funktionen des Bewusstseins und andere Dinge mehr erfahren möchte, der muss alles von Anfang an sehr gründlich und vorurteilslos lesen, wie es bei jeder neuen Erkenntnis üblich ist.

Meine Überlegungen im Buch sind mit zahlreichen Beispielen sehr ausführlich beschrieben, damit die Leser eine gewisse Aufklärung fürs Kommende erhalten. Diese dienen zur besseren Verständigung und sollen zugleich einigen Wissenszweigen aufschlussreiche Vorgänge vermitteln, die sie in die Praxis umsetzen können. Erst am Ende zitiere ich die wichtigen wissenschaftlichen, mit Nobelpreis ausgezeichneten Arbeiten von früheren Forschern, die meine heutigen Erkenntnisse einwandfrei bestätigen. Erstaunlich dabei ist nur, dass sie das übersahen, was ich herausgefunden und hier beschrieben habe.

Es ist schon immer so gewesen, dass der Verstand das Neuartige mehr oder weniger schwer erfassen kann. Aber deswegen von vornherein durch Kritik das Buch abwerten zu wollen, ohne es richtig gelesen und verstanden zu haben, ist unverantwortlich. Solch ein misstrauischer Leser, der partout nicht an die **Problem-Auflösung** glauben möchte und dazu noch keine maßgebenden Beweise beachtet, sollte erfahren, dass u.a. Nichtakademiker den von mir formulierten Inhalt ganz gut begriffen. Demnach habe ich Recht, wenn ich mein Werk als allgemein verständlich bezeichne.

1.0 *INTERFATALISATION* (neu)[4]

Ein neues Wort, das hier zur Einführung in die *Binidallogie* dient. *INTERFATALISATION,* das ist ein sehr wichtiger Grundbegriff[5], der für den Einstieg in diese neue Wissenschaft unentbehrlich ist. Deswegen muss dieses zusammengesetzte Wort zuerst an Hand einiger Erläuterungen und Beispielen verständlich gemacht werden.

1.1 Definition des Wortes *INTERFATALISATION*

In einem Satz gesagt: Eine *INTERFATALISATION* ist ein teilweiser oder ganzer auf Gedeih und Verderb identischer Erlebniszustand, in den beliebig viele Personen hineingeraten können, worin sie standortunabhängig aber gemeinsam als ein übergeordnetes Ganzes, zeitgleich oder zeitverschoben, synchron sowie asynchron funktionieren, agieren oder reagieren. Die Definition dieses Wortes hört sich sehr kompliziert an, aber wer die kommenden Aufklärungen gelesen hat, wird es leicht verstehen.

1.2 Erläuterungen

Interfatalisation hat in besonderer Weise etwas mit einem Fatalisten zu tun (Duden: jemand, der sich dem **Schicksal**[6,] ohnmächtig ausgeliefert fühlt). Seiner Lage Vergleichbares wurde von mir entdeckt und dann hier begründet.
Obwohl solche *Interfatalisationszustände* unser Leben ständig beeinflussen, und dass daraus auch unser Daseinsgefühl erwächst, haben wir diese außergewöhnlich wichtigen Fakten nie richtig erkannt. Wenn wir solche *Interfatalisationsfälle* sahen,

---

[4] (neu) soll andeuten, dass auf diesem Gebiet zuvor noch keine Erkenntnisse vorlagen.
[5] In der *Binidallogie* entstehen neue Begriffe, die nach neuen Wörtern verlangen. Ich versuche sie hier zu erfinden und zu definieren.
[6] Das Wort **Schicksal** erhält in der *Binidallogie* eine ganz eigene Bedeutung: Ein Schicksal entsteht immer dann, wenn irgendwelche fremden Einflüsse den eigenen Willen einschränken.

dann umschrieben wir sie mit anderen Worten wie z.b. Team-geist, Massenpsychose, Spannung der Zuschauer oder sonstigen Ausdrücken mehr. Wir ahnten nicht, dass dahinter ein Teil des Großen Geheimnisses verborgen war. Das soll aber nicht heißen, dass solche Umschreibungen ab jetzt nicht mehr angewandt werden dürften. Hier geht es vorwiegend um andere Zusammenhänge, die zuvor anhand einiger noch folgender Beispiele erklärt werden sollen. Die richtungsweisende Bedeutung dieses Begriffes wird sich erst im Kapitel 2 herauskristallisieren.

1.3 Grund-Interfatalisationen

Es gibt in der *Binidallogie* zwei *Grund-Interfatalisationen*: Eine *synchrone-* und eine *asynchrone Interfatalisation*.

1.4 Synchrone Interfatalisation

Beispiele

Beispiel: Zwei Testpersonen fangen einen Ball auf (Abb. 1)
Zwei Testpersonen mussten mit auseinander gestreckten Armen sich nah hintereinander stellen, damit ich ihnen zuerst die linken und dann die rechten Handgelenke paarweise verschnüren konnte. So ungewöhnlich aneinandergefesselt, waren sie gezwungen, miteinander ihre „Zehnfingerhände" zu benutzen, um mir ein simples Experiment vorzuführen: Neben mir auf dem Tisch lag griffbereit ein faustgroßer Schaumgummiball, den keiner der beiden Jungs beachtete. Ich nahm diesen unauffällig in meine Hand und warf ihn bogenförmig an die Brust des Vordermannes. Obwohl beide vom anfliegenden Gegenstand überrascht wurden, reagierten sie schnell und sehr synchron. Sie fingen erwartungsgemäß den weichen Ball gemeinsam und zeitgleich mit den „Doppelhänden" auf.

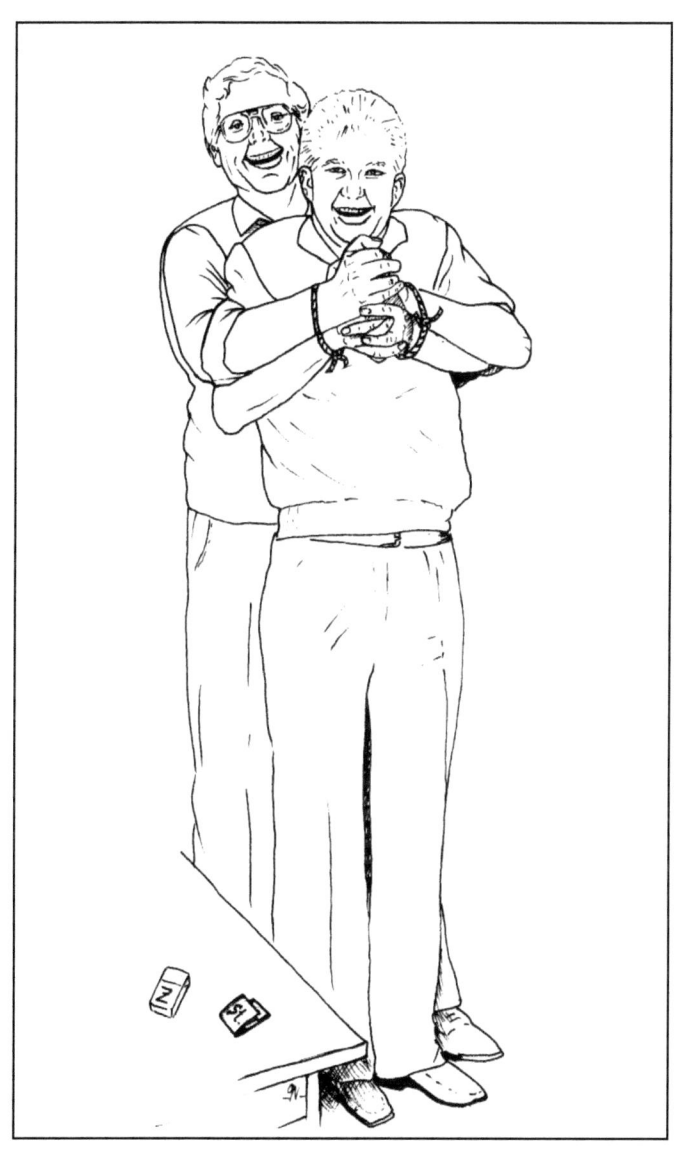

Abb. 1: Zwei Testpersonen fangen einen Ball auf

Beide Testpersonen befanden sich in diesem Beispiel eine kurze Zeit lang, als der Ball auf sie zuflog, in einem sehr intensiven Zustand einer *synchronen Interfatalisation:* Sie erlebten beide zur gleichen Zeit dieselbe Situation; sie funktionierten zusammen wie eine Einheit ohne irgendeiner Absprache, und das jeder für sich allein. Anders gesagt: Diese beiden Testpersonen waren durch ihr gemeinsames „auf Gedeih- und Verderb-Erlebnis" zu ein- und derselben Handlung gezwungen. Auf diese Weise entsteht eine **Schicksals**gemeinschaft, deren Verbundenheit eine übergeordnete Einheit bildet. Würde man diesem Experiment noch weitere Personen an den Handgelenken hinzu binden, ergebe es im Prinzip dieselbe übergeordnete Einheit/Ganzheit.

1.5 *Synchrone Massen-Interfatalisation*

Beispiel: Publikumsverhalten bei Tennis und Fußball
Solche *Synchrone Interfatalisationsfälle* haben wir, ohne uns groß darüber Gedanken zu machen, schon oft selbst miterlebt. Beispielsweise dann, wenn bei einer Tennisveranstaltung das Publikum dem hin und her fliegenden Ball nachschaut: Ihre Köpfe bewegen sich wie auf Kommando von links nach rechts, von rechts nach links. Das ist eine beispielhafte Szene einer *synchron* verlaufenden *Interfatalisation.* Auch die Zuschauer beim Fußballspiel verhalten sich nicht viel anders, wenn ihre Mannschaft ein Tor erzielt oder verfehlt: Sie schreien oder stöhnen mit einer Einheitsstimme auf, die sich wie ein Laut eines Riesenwesens anhört. Bei so großen Veranstaltungen verwachsen die Zuschauer sehr leicht zu einer übergeordneten Einheit und werden so, weil Fußballspiele besonders *interfatalisierend* sind, zu einer *interfatalen* Masse.

1.6 Synchrone Gedanken-Interfatalisation

Beispiel: Gleiche Gedanken einer Fan-Gruppe
Bleiben wir bei dem Beispiel Fußballpublikum. Würde man den Verlauf der Gedanken der beiden Fan-Gruppen durchgehend über eine gesamte Spieldauer aufzeichnen können, und sie dann miteinander vergleichen, ergäbe das mit großer Sicherheit eine übereinstimmende Grundstruktur eines gemeinsamen Teilerlebnisses (Teile oder Stücke eines gemeinsamen **Schicksals**). Solche Aufzeichnungen würden exemplarisch beweisen, dass es in einer Menschenmasse synchrone Gedanken gibt, die eine *interfatale* Wirkung haben.

1.7 Synchrone Tele-Interfatalisation

Beispiel: Gleiches Schicksal an unterschiedlichen Standorten
Auch hier lässt sich wieder das Thema Fußball sehr gut als Beispiel anwenden: Wenn ein Fußballspiel im Fernsehen übertragen wird, geschieht mit den Zuschauern das gleiche, wie in den davorliegenden Fällen geschildert, obwohl sie sich an verschiedenen Standorten befinden (verschiedene Wohnungen, -Häuser, -Straßen, -Städte usw.). So gesehen, müsste man die Fernseh- und Rundfunkgeräte als *Interfatalisationsgeräte* oder *Tete-Interfatalisatoren* bezeichnen, weil sie in diesem speziellen Sinne es auch tatsächlich sind. Denn all diejenigen, die sich im gleichen Sendeprogramm befinden, erleben mehr oder weniger dieselbe Situation (dasselbe **Schicksal**) in der sie alle zusammen ganzheitlich reagieren. Gehen Sie mal bei einem Fußballweltmeisterschaftsspiel auf die Straße! Das wird Ihnen die **schicksal**identische Einheit begründen: Sie werden hören, dass die Ferne des Spielortes kaum eine Rolle spielt. Bei solch einem Spiel können Sie sich selbst überzeugen, wie eine Masse standortunabhängig zu einer Einheit *interfatalisiert* wird.

1.8 *Synchrone zeitversetzte (anachrone) Interfatalisation*

Beispiel: Gleiches Schicksal zu verschiedenen Zeiten
Hier können wir Beispiel 1.7 aufnehmen und daraus wieder
eine weitere *Interfatalisationsart* herstellen. Sie weist im Prinzip keine wesentlichen Unterscheidungsmerkmale auf: Auch
wenn manche Fans sich dasselbe Fußballspiel zu einem anderen Zeitpunkt anschauten, am nächsten Tag als Wiederholung
auf einem anderen Sender, verändert sich dieser *Interfatalisationsfall* bis auf den Faktor Zeit nicht: Sie alle haben dasselbe Ereignis miterlebt und könnten noch nach Jahren darüber
reden. Sie haben in ihrem Leben durch das Fußballspiel einen
gemeinsamen **Schicksals**ausschnitt mit der gleichen Erlebnis-
struktur *(Interfatalisationsstruktur)* zeitverschoben erhalten.

Zu diesem zeitversetzten Fall möchte ich unbedingt noch ein
anderes Beispiel hinzufügen, damit Sie, lieber Leser, sich besser in solche **schicksals**verbindende Situationen hineinverset-
zen können: Angenommen, wir alle haben dieses Buch zu ganz
verschiedenen Zeiten gelesen und organisieren daraufhin ein
großes Treffen. Bei so einer Begegnung wüssten wir genau,
was uns dort verbinden wird: Die *Interfatalisation* und selbstverständlich auch die *Binidallogie*! Denn das *binidallogische*
Wissen hat in unserem Gedächtnis einen Erlebnisteil (gemeinsames **Schicksal**) hinterlassen (das Buch, der *Interfatalisator,*
hat uns alle bereits *interfatalisiert).* Würde also jemand bei
dieser Veranstaltung etwas über die *Binidallogie* berichten,
entstünde in unseren Gehirnen ein gleichzeitiger, einander sehr
ähnelnder Gedankengang; alle hätten einen Denkprozess, der
nahezu synchron verlaufen würde. Wann und wo einer dieses
Buch gelesen hätte, fiele hierbei nicht ins Gewicht.
Denken wir diesen Fall noch weiter, dann werden wir feststellen, dass Bücher, Zeitungen und dergleichen einen ähnlichen
interfatalisatorischen Einfluss auf uns haben, wie die zuvor
erwähnten Rundfunk- und Fernsehgeräte. So gesehen, werden
Lehrbücher an allen Schulen und Universitäten zu *Interfatalisatoren:* Sie *interfatalisieren* Schüler, Lehrer, Studenten und
Professoren; sie alle erhalten im Normalfall eine gleiche

Schul- bzw. Universitätsausbildung, und bekommen damit ein fast identisches Stück **Schicksal**. Deren **Schicksale** könnte man fast an Hand ihrer Zeugnisse ablesen. Jetzt werden Sie sich besser vorstellen können, welche Auswirkungen so manch eine Literatur auf Menschenmassen hat, und was danach in so einer „Masse" vorgehen kann, wenn sie ein *synchrones* **Schicksal** packt. - In solchen Fällen ist das Grundwissen über die *Interfatallogie*[7] sehr hilfreich.

1.9 *Asynchrone Interfatalisation*

Beispiele

Beispiel: Zwei Testpersonen zünden sich gemeinsam eine Zigarette an (Abb. 2)
Mit denselben beiden Jungs, die im synchronen Beispiel (a) so schön gleichzeitig reagierten, habe ich anschließend noch einen anderen *Interfatalisationstest* durchgeführt: Ich bat sie, sich auf das Sofa zu setzen und wie zwei alte Freunde einen Arm auf die Schulter des anderen zu legen. In dieser Position mussten sie sich, jeder nur mit einer Hand, gemeinsam eine Zigarette aus der Schachtel ziehen, und sie dann auf irgendeine ihnen genehme Weise mit einem Streichholz anzünden.
Erwartungsgemäß gelang auch dieses sehr einfache Experiment so gut, als hätten es die beiden zuvor schon oft miteinander geübt: Jeder von ihnen konnte hier im *Interfatalisationszustand* der partnerschaftlichen Abhängigkeit, mit ihren zwei einzelnen Händen, eine andere Aufgabe lösen. Oder anders gesagt: Ihr gemeinsames **Schicksal** hat sie beide zu einer übergeordneten Ganzheit werden lassen, worin jeder einem anderen Problem auf asynchrone Weise nachging. Würde man zu diesem Zweigespann noch weitere Personen hinzufügen und daraus ein Team bilden, bliebe auch dieser Fall im Wesentlichen unverändert und wäre auch dem folgenden Beipiel ähnlich:

---

[7] Dieser unentbehrliche Begriff wird etwas später proklamiert.

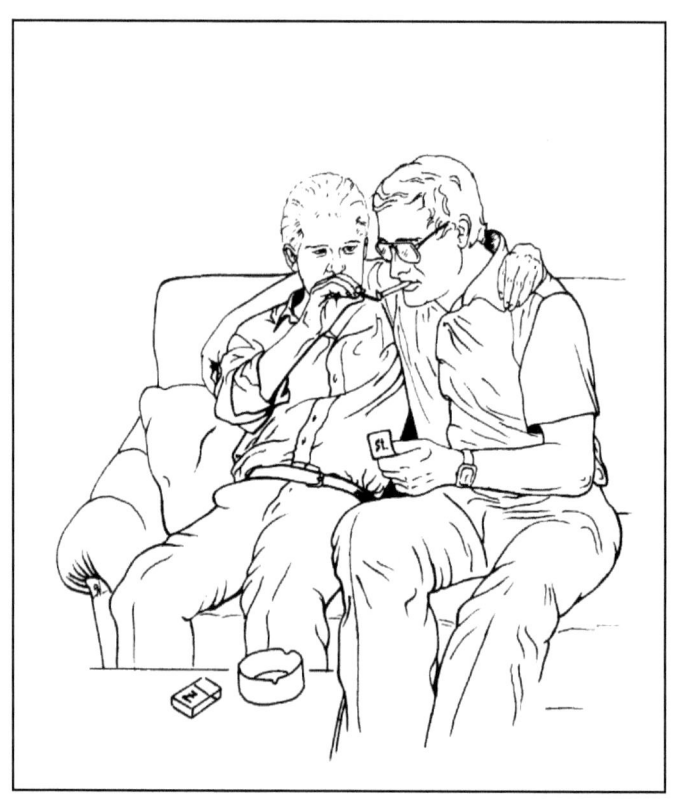

Abb. 2: Zwei Testpersonen zünden sich eine Zigarette an

1.10 Asynchrone Team-Interfatalisation

Beispiel: Verschiedene Spezialisten lösen im Team eine Aufgabe

Wenn unterschiedliche Spezialisten gemeinsam eine Aufgabe bewältigen, wie ein Operationsteam, das bei einem Patienten einen Eingriff durchführt, dann befinden sie sich alle im ähnlichen *Interfatalisationsfall,* wie die beiden Testpersonen im *asynchronen* Beispiel 1.9. Auch hier ist es die gegenseitige partnerschaftliche Abhängigkeit, die sie alle zu einer übergeordneten Wesenseinheit werden lässt: Der Operationsvorgang ist hier der **schicksals**verbindende Faktor (der *Interfatalisator),* und die Spezialisten (der Chirurg, der die Operation durchführt; der Anästhesist, der die Narkosegeräte bedient; und andere Mithelfer) sind die vom **Schicksal** Erfassten (die *asynchron Interfatalisierten* oder präziser gesagt: die *spezifisch asynchron Interfatalisierten).* Die beruflichen Unterschiede (das Spezifische) zeigen hierbei keine wesentlichen **schicksals**verändernden Merkmale auf. Maßgebend ist also stets die Sache, an der miteinander kooperativ oder koordinierend gearbeitet wird. Ob das im Büro, in der Fabrik oder weitläufiger gedacht in den angeschlossenen Zulieferbetrieben geschieht, sie alle befinden sich immer irgendwie – manche mehr, andere weniger – in einer *asynchronen Interfatalisation.*

Das waren Beispiele für zwei *Grundinterfatalisationen.* Stellen Sie aber fest, dass in einem Geschehnis beide *Interfatalisationsfälle* zugleich vorkommen, was sehr oft geschieht, dann ist es eine *gemischte Interfatalisation (s. 1.11).* Auf solche *Interfatalisationsbeispiele* wird in weiteren Abschnitten gelegentlich zurückgegriffen, damit die Leser am Ende die neuen Erkenntnisse besser verstehen können.

1.11 *Asynchron gemischte Interfatalisation*

Beispiel: OP-Team mit Studenten
Ein annehmbares Beispiel für eine *Gemischte Interfatalisation*
entstünde dann, wenn wir der zuvor geschilderten Operation
eine Anzahl Studenten hinzufügen würden, die als lernende
Beobachter dabei sein sollen: Die Studenten wären hier als
Zuschauende[8] vom *asynchronen OP*-Team *synchron interfatalisiert*. Alle Leute, die sich in diesem OP-Raum befinden, haben entweder ein *synchrones* oder ein *asynchrones* Erlebnis.
Demzufolge findet für den Beobachter dieser Gesamtszene,
der bei den zwei Menschengruppen nach *interfatalen* Merkmalen sucht, eine *Gemischte Interfatalisation* statt: Die eine
Gruppe operiert miteinander *asynchron*, die andere schaut
synchron zu.
Schon diese wenigen Beispiele haben gezeigt, dass eine übergeordnete Einheitsbildung stets aus einer **schicksals**verbin-
denden Gemeinschaft entsteht. Aber es gibt noch andere
schicksalhafte Vorkommnisse, die erwähnenswert sind, weil
sie gewisse *Interfatalisationsvarianten* aufweisen, mit denen
Sie später die *binidallogischen* Zusammenhänge wesentlich
leichter begreifen werden (s. folgende Beispiele).

1.12 Sonstige *asynchrone Interfatalisationen*

1.13 *Asynchrone persönlichkeitsübertragende Interfatalisation*

Beispiel: Ein Professor und sein Assistent
Eigentlich müssten die folgenden drei *Interfatalisationsfälle* an
das *asynchrone* Beispiel 1.9 angeschlossen werden. Doch dort
wären sie aus Gründen einer richtigen Steigerung von *Interfa-
talisations*-Beispielen etwas zu früh platziert:
Ein betagter Herr Professor „Sowieso" war nicht nur durch
seine erfolgreichen Forschungsergebnisse und seiner eigenwil-
ligen Vortragsreden bekannt, sondern auch durch seinen ulki-

---

[8] Auch das Mithören, Mitriechen, Mitschmecken oder Mitfühlen *interfatalisiert*.

gen Humpelgang und dem leichten Zucken der rechten Schulter. An seiner Seite hatte er jahrelang einen unauffälligen, loyalen Assistenten, mit dem er ausgezeichnet zusammenarbeiten konnte. Sie haben gemeinsam oft bis tief in die Nacht über verschiedene Probleme gesprochen und darüber nachgedacht wie man sie lösen könnte. Beide waren stets so tief in ihrem Aufgabenbereich versunken, dass sie ihre Umwelt kaum wahrnahmen. Kurzum: Sie waren ein ideales Arbeitspaar.

Als der betagte Professor unverhofft starb, bekam der Assistent den Titel und die Position des alten weisen Mannes und vermittelte dessen außerordentliche Erkenntnisse weiter. Doch immer wenn er seine Vorträge hielt, hörte man da und dort im Saale flüstern: „Wie sehr doch der junge Professor dem Alten gleicht: Er hält seine Reden wie der Alte; er hat dasselbe ulkige Humpeln wie der Alte; ja er zuckt sogar etwas mit der rechten Schulter. Er benimmt sich so wie der Verstorbene".

Diese kurze Geschichte ist von mir vielleicht etwas übertrieben dargestellt worden, ist dafür aber sehr aussagekräftig und beispielhaft für eine besondere *Interfatalisationsart*, die hier immer mehr zum Vorschein kommen soll.

Zurück zum alten Professor und dem jungen Assistenten. Was war zwischen den Beiden, von der *interfatallogischen* Sicht gesehen, passiert? Nun, der junge Assistent war von dem Herrn Professor und seinen anerkannten wissenschaftlichen Arbeiten sehr begeistert. Da auch er später solche Erfolge erzielen wollte, wie sein großes Vorbild, versuchte er ihm alles nachzuahmen, und merkte nicht, dass er dabei auch dessen Wesenszüge übernahm. Das geschah unbewusst in vollem Eifer und Zustand der Koordinationsabhängigkeit. Außerdem kam auch noch die *interfatalisatorische* Kraft seines Idols[9] mit seinen sehr spannenden Erkenntnissen hinzu.

Das nächste, ein weiter gesteigertes Beispiel, wird dieses Thema noch verständlicher werden lassen:

---

[9] Idole, Diktatoren, Königinnen, Stars u. dgl. mehr, sind sehr starke *Interfatalisatoren.*

1.14 *Asynchrone Partnerschaftliche Interfatalisation*

Beispiel: Zwei Sträflinge in Handketten
Zwei junge Sträflinge, an einem Handgelenk spiegelverkehrt
zusammengekettet, konnten sich als Schiffbrüchige auf eine
abgelegene, unbewohnte Insel retten. Dort fanden sie alles,
was sie zum Überleben brauchten, bis auf das eine: ein Werk-
zeug, mit dem sie die lästige Kette hätten trennen können. So
waren sie gezwungen sich auf ungewöhnliche Weise aneinander anzupassen, um alles Mögliche gemeinsam zu bewältigen. Wie ein kleines Kind mit viel Übung das Gehen erlernt,
erlernten sie mit der Zeit, ihre Handlungen zueinander spiegelbildlich abzustimmen. Nach langen Jahren gewöhnten sie
sich dermaßen an das sonderbare Zusammensein, dass ihnen
die Ketten gar nichts mehr ausmachten. Sie hatten Freude an
ihrem Leben: Es gab genügend zu Essen; sie erfanden für sich
einige Spiele; konnten zusammen schwimmen und vieles mehr.
Doch dann geschah etwas, womit sie überhaupt nicht mehr
gerechnet hatten: Ein Stück vom Kettenglied, das sich nach
Jahren dünnschliff, zerbrach und löste die beiden Unzertrenn-
lichen voneinander. Erschrocken standen sich nun die beiden
Schicksalsentbundenen oder *Desinterfatalisierten* gegenüber,
sahen sich ratlos an und wussten nicht so recht, sollten sie sich
darüber freuen oder nicht. Als sie den Schrecken überwunden
hatten, waren beide erleichtert und versuchten mit etwas Skepsis, einige Körperbewegungen allein durchzuführen. Obwohl
sie endlich voneinander frei waren und sich schnell an die neue
Situation gewöhnten, behielten die Zwei unbewusst manches
bei, was auf das lange Leben des Kettendaseins zurückzufüh-
ren war: Beim Spazierengehen ging der eine immer noch auf
derselben linken-, der andere auf derselben rechten Seite, und
hielten den gewohnten alten spiegelbildlichen Gleichschritt
bei. Nicht viel anders verhielten sie sich beim Schwimmen und
anderen gewohnten Tätigkeiten.
Man kann in diesem Fall ohne Zweifel annehmen, dass sich
beide Sträflinge,durch ihre jahrelange **Schicksal**sver-
bundenheit, wie siamesische Zwillinge gefühlt haben
mussten. Wer derart lange unter einem andauernden Koo-

perations- und Koordinationszwang zu einem eng verbundenen Partner steht, wird mit Sicherheit einen parallelen, sich gegenseitig ergänzenden Gedankenverlauf *(interfatale Denkweise)* bekommen. So entsteht eine wechselseitige Abhängigkeit, die fast zur totalen Untrennbarkeit führt. Solche Paare sind miteinander *fast total interfatalisiert* (s. kommendes Beispiel 1.15). – Können Sie sich vorstellen, was mit einem der Sträflinge passieren würde, wenn dieser am Ende auf sich allein gestellt sein würde? Glauben Sie daran, dass so ein Mensch noch in der Lage wäre, im Alleingang sein Restleben auf der Insel zu meistern?

1.15 *Fast totale Interfatalisation*

Beispiel: Sonderbare Zwillinge (Abb. 3)
Eine so hochgesteigerte *Interfatalisationsart*, in der beide *Grundinterfatalisationen* vorkommen, kann man am besten an Zwillingen beobachten, die gänzlich oder teilweise aneinander gewachsen sind. Über solche Mutationen gibt es gelegentlich Sensationsberichte, die viele Menschen schockieren sollen. Von derartigen Zwillingen habe ich vor längerer Zeit eine sehr interessante Skizze zugeschickt bekommen. Sie verdeutlicht in besonderer Weise dieses Thema und beschreibt es besser als viele Worte. Schauen Sie sich bitte gleich diese Abbildung an.
Es gibt eine Art von „Siamesischen Zwillingen", die mit den nötigen Innenorganen ausgestattet sind, und damit bis heute gesund und munter beieinander leben. Diese ungewöhnlichen zwei Menschen können uns wahrscheinlich das beste Zeugnis für eine dauerhafte *fast Totale Interfatalisation* abgeben: Solche „Zwillinge" sind schicksalsmäßig für immer untrennbar miteinander verbunden, besitzen zwei Wirbelsäulen mit je einem Kopf, und können deshalb eigenständig denken. So aneinandergewachsen, haben sie zusammen ein fast identisches **Schicksal**, das zum Teil aus vergleichbaren Gedankenverläufen besteht. – Man bedenke dabei, dass sie immerzu in wechselbeziehender Weise ihre unterschiedlichen Wünsche aufeinander abstimmen müssen. Und das heißt: sie sind in ihrem -

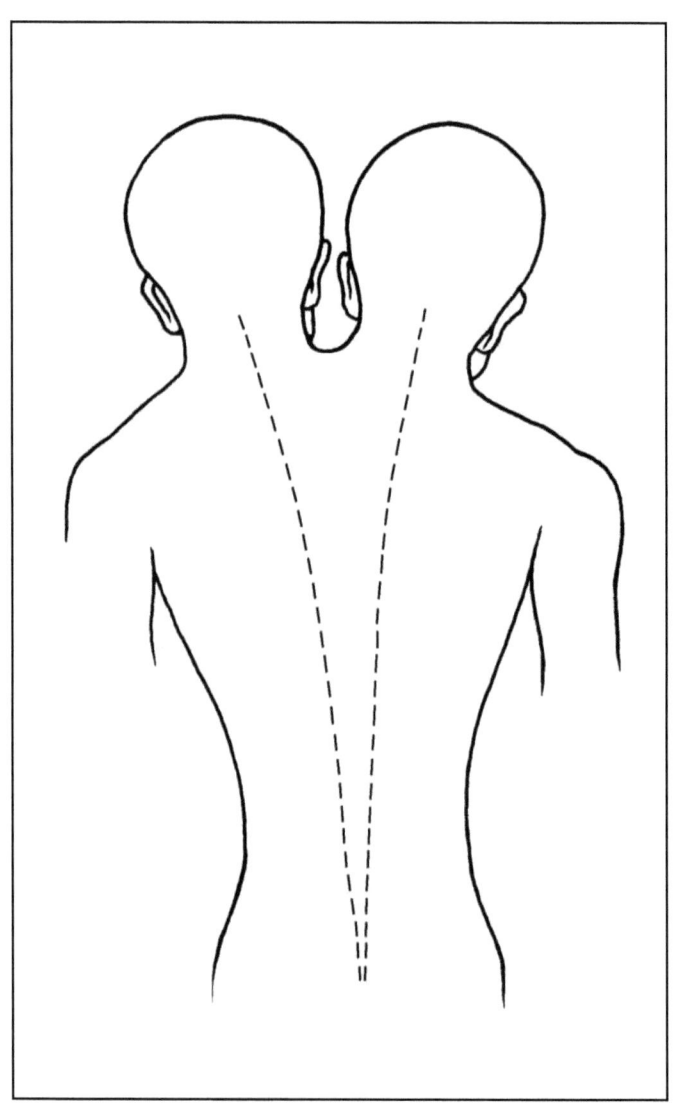

Abb. 3: Sonderbarer Zwilling

Leben von einem steten Kooperations- und Koordinationszwang beherrscht, was so viel bedeutet wie: sie sind miteinander *fast total* auf *asynchrone* Art *interfatalisiert.* Demnach wäre dieser Fall dem davor beschriebenen Beispiel 1.14 sehr ähnlich.

1.16 Schlussanmerkung zu Kapitel 1

Nun haben Sie die wichtigsten Grundbegriffe an Hand der vorgeführten *Interfatalisationsbeispiele* kennengelernt. Ich hoffe, dass Sie vorerst damit in der *Binidallogie* auskommen werden. An dieser Stelle könnte ich mit vielen weiteren *Interfatalisationen* fortfahren, doch das würde ins Chaotische ausarten. Aber das *interfatalogische* Wissen, das sich von selbst zu einer *INTERFATALLOGIE* proklamiert, gehört zum Teil als Einführung ins völlig Unbekannte hierher. Dieses neue Fachgebiet wird unter anderem, abgesehen von den Philosophen, Soziologen und Politologen, besonders die Verhaltens- und Zwillingsforschern zu neuen Erkenntnissen führen. Damit Sie aber eine Vorstellung von der *Interfatalisationsbreite* erhalten, möchte ich doch noch ein paar Beispiele bringen, die Ihnen einen kleinen Einblick auch dorthin Verschaffen:

1.17 *Interfatalisation* in ihrer Themenbreite

Beispiel a: Romantisches Liebespaar
Fast alle romantisch veranlagten Liebespaare, die sich bei einem klaren Nachthimmel längerfristig voneinander verabschieden müssen, suchen sich meistens einen großen Stern aus, den sie dann zu einem später vereinbarten Zeitpunkt zusammen anschauen wollen: Sie haben ein inneres Verlangen danach, sich an die verbrachten schönen Stunden gemeinsam und zugleich zu erinnern (sich für eine Zeitlang *synchron* zu *interfatalisieren).* Dieses, nahezu in jedem Liebesroman vorkommende Stück besagt, dass es des Menschens innerster Drang ist, sich möglichst solche Objekte (zwei gleiche Ringe oder sonstige Andenken) auszusuchen, die sie **schicksal**smä-

ßig irgendwie mit den liebsten Menschen verbinden oder wenigstens eine gedankliche Anlehnung bieten.

Beispiel b: „Geteiltes Leid ist halbes Leid"
Ein bekanntes Sprichwort das in etwa besagt, dass bestimmte Leute ein gleich- oder ähnlich verlaufendes **Schicksals**teil gemeinsam erlebt haben. Das Leid, wäre deren *Interfatalisator*; ein aus ähnlichen Leidesteilen bestehender *Interfatalisationsfall*.

Mit solchen *interfatalogischen* Kenntnissen können wir unter anderem feststellen, was uns Menschen so sehr oder so wenig voneinander unterscheidet. Auch kann man erkennen inwieweit sich z.B. Klone oder Zwillinge in ihren **Schicksalen** ähneln/gleichen könnten oder nicht, und vieles andere mehr.

Kapitel 2

2.0 *Interfatalisationsspuren*

Die *Binidallogie* wird sich zu einer polydisziplinären Fundamentalwissenschaft mit übergeordneter Bedeutung herausbilden, weil sie die Bewusstseinsbildung und alle anderen neuralen Wahrnehmungssysteme enthüllt. Sie begründet und verdeutlicht, wie die neuralen Schaltpläne aussehen, nach denen sich die Nerven ihren Weg zur Selbstwahrnehmung[10] bahnen. Und weil man mit der *Binidallogie* solche Details sichtbar machen kann, werden sich ihr zahlreiche Wissenszweige wie z.B. die Biologie, Neurologie, Psychologie und auch die Computertechnologie mit ihrer Neuroinformatik unterordnen.

Um eine dermaßen revolutionäre Tatsache, wie es die *Binidallogie* ist, richtig zu verstehen, müssen Sie die zuvor beschriebenen Grundbegriffe der *Interfatalisation* gründlich gelesen und ihre Definition genau verstanden haben. Danach sollten Sie das Gefühl haben, nie mehr ohne dieses neue Wort auszukommen. Erst dann werden Sie die entsprechende Reife für den Einstieg in die *Binidallogie* bekommen. Es ist von mir sehr ernst und nicht übertrieben gemeint, als ich Ihnen im Beispiel *synchrone Tele-Interfatalisation* (d) den Rat gab: [...] mal bei einem Fußballweltmeisterschaftsspiel auf die Straße zu gehen [...]. Natürlich müssen Sie nicht so lange warten, bis ein derartiges Spiel in einem *Tele-Interfatalisator zu* sehen sein wird. Sie sollen vielmehr diese Situation in Ihrer Phantasie so intensiv wie nur möglich durchleben. Nur unter solch einer Voraussetzung erreichen Sie, dass sich Ihnen eine Welt öffnet, die Sie aus einer völlig neuen Perspektive betrachten werden. Vermutlich wird sich dabei so manch ein Leser, der gleich mit dieser neuen Erkenntnis konfrontiert wird, erschreckt oder vielleicht sogar schockiert fühlen. Auch mir erging es entsprechend schlecht, als ich zu dieser erregenden Feststellung gelangte: Bei dem neuen *binidallogischen* Gedan-

---

[10] Sinngemäß: ein Gefühl, seine eigene Existenz, das ICH, wahrzunehmen.

ken „drehte sich bei mir jedes Mal der Magen um". Doch diese unangenehme Begleiterscheinung dauert nur so lange an, bis die Materie „verdaut" ist. Danach werden auch Sie, je nach Kraft Ihrer Persönlichkeit, ein besonderes Selbstgefühl erhalten und sich relativ schnell an die neue Weltanschauung gewöhnen – eine richtige Überraschung bedarf immer einer gewissen Akklimatisationszeit.

2.1 „Seelen"-Interfatalisation (Totale Interfatalisation) (neu)

Hier fällt es mir schwer, dem Leser die *Totale Interfatalisation* direkt zu erklären. Weil ich ihn nicht schockieren möchte, versuche ich diesen Fall etwas vorsichtiger anzugehen.

Da wir alle von den „zwei Seelen in unserer Brust" wissen, müssen die **Beiden** irgendwann einmal, durch eine besondere Zwillingsmutation zur „Doppelseele" verwachsen worden sein. Und wenn es so war, dann werden wir sie jetzt endlich mit unserer *interfatallogischen* Vorbildung in einzelne **Persönlichkeiten**[11] auseinandertrennen können; sie sozusagen *desinterfatalisieren*. Dazu müssen wir nur erfahren, welche Entwicklungsphasen solche zwei „Urverwandten" nehmen würden, um zu einer zweckmäßigen *interfatalen* Vereinigung zu gelangen. So einen Gedanken hatte ich damals, als ich erstarrte und dabei ein derartiges Wort wie Heureka ausschrie: Ich sagte zu mir: Alles, was miteinander verwächst, muss Narben hinterlassen! Und wo kann diese *interfatale Narbe* entstehen, wenn zwei Körper zusammenmutieren? Sie kann nur zwischen den **Beiden**, genau in der symmetrischen Mitte, entlang an den zahlreichen Körperkontaktstelle entstehen! Wenn so ein „Doppelwesen" wirklich diese Aufbauweise genommen hat, dann kann es nur auf gespiegelte (symmetrische) Weise geschehen sein. Eine derartige Narbe, einem langen Reiß-

---

[11] **Persönlichkeiten** in Fettschrift geschrieben besagt, dass darunter zwei getrennte Personen im wörtlichen Sinne zu verstehen sind.

verschluss ähnlich, im Folgenden *Interfatalisationsnarbe* oder auch *Urnarbe* genannt, müsste zwischen den **beiden** Körpern liegen und ablesbar sein. Das herauszufinden, gehörte einst zu meiner ersten Aufgabe.

Gleichgültig welche *binidallogischen* Themen wir in Angriff nehmen wollen, überall wird sich diese **Zweifachtatsache**, die uns als eine symmetrische Paarheit erscheint, bestätigen lassen. Schauen wir uns doch mal das Äußere eines Menschen an, wie er aus *binidallogischer* Sicht beinahe durchweg in zweifacher Ausführung vorhanden ist. - Vergessen Sie bitte alle früheren Auslegungen, die dazu abgegeben worden sind! Sie werden am Ende selbst erkennen, dass sie ein Irrtum waren: Wir haben beispielsweise zwei Augen, zwei Ohren, zwei Arme, zwei Beine und viele anderen Duplizitäten. Nicht viel anders sieht es beim Menschen und anderen Wesen im Innern aus. Und wenn wir dort etwas sehen, was uns als ein einzig Gegebenes erscheint, dann war es bis dahin eine falsche Sehweise. Diejenigen, die eine symmetrische **Paarheit** erkennen, werden feststellen, dass sich z.B. die **beiden** Nasenhöhlen richtigerweise zu zwei Nasen erklären lassen: für **jede Person** ein Riechorgan. An ein derartiges Denken werden wir uns alle noch gewöhnen müssen, denn alles, was bisher als ein Einzelorgan bezeichnet wurde, ist meistens in doppelter Ausführung vorhanden. Sollten aber einige Fälle da oder dort anders liegen, dann lassen sich diese, wie Sie hier bald erfahren werden, auf partnerschaftliche Kooperationsursachen oder -Aufgabenstellung zurückführen. Hierbei kommt es sehr auf die jeweilige Entwicklungsstufe eines symmetrischen Lebewesens an: je niederer sie ist, desto gleichmäßiger ihre spiegelbildliche Duplizität. Diese Feststellung ist als Beweis zu Gunsten der *Binidallogie* zu werten.

2.2 *Interfatalisationsnarben* aufsuchen

Am Skelett sind die *Interfatalisationsnarben* sehr gut sichtbar, deswegen habe ich die symmetrische Mitte an diesem Knochengerüst herausgesucht, um es als erstes wichtiges Beweismittel für die *binidallogische* Bestätigung zu nutzen:

1. Beweis: *Interfatalisationsnarben* am menschlichen Skelett (neu)

   Rückseitenansicht des Skelets (Abb. 4)

Schädeldecke
Fangen wir mit der Knochennaht (a) der oberen Schädeldecke an: Diese liegt genau in der Mitte und zeigt uns sehr deutlich, wie sich die beiden Scheitelbeine (b) im Laufe der Zeit ineinander verzahnten. Solche *Urnarben* kann man als *Verzahnte Urnarben* bezeichnen.

Hinterhauptbein
Am Hinterkopf ist das Hinterhauptbein (c) mit seinen Hinterhauptstacheln (e & d) etwas anders beschaffen. Von den Stacheln her gesehen, waren diese einst wahrscheinlich atlasähnliche Halswirbel, die im Nachhinein in die Scheitel- (b) Schläfenbeine (h) keilförmig hineingewachsen sind und sie dabei auseinanderspreizten. Solche zentral liegenden, durch *Totale Interfatalisation* entstandenen Knochen, sind nur an ihren Symmetrien und/oder auch an ihren in der Mitte liegenden Deformationen zu erkennen. Derartig ineinander verzahnte *Urnarben* (a) sind nur am Schädel zu finden. Damit bilden sie von allen anderen *Knochenurvernarbungen* eine Ausnahme.

Halswirbel
Einige *Urnarben* haben auffallende Halswirbel (f) hinterlassen: Sie besitzen kreuzartige Dornfortsätze (i). Das sind solche Restspuren, die zeigen, dass die **beiden** *Total interfatalisierten Urpartner* an diesen Stellen nicht ganz so eng aneinander-

32

wachsen konnten wie an den darunterliegenden Rippenwirbeln (g) oder wie es am Atlas zu sehen ist, der sich direkt unter dem Schädel befindet.

Andere Wirbel
Ab dem sechsten Halswirbel haben alle Dornfortsätze bis zum Kreuzbein eine noppenartige *Urvernarbung* (j). Das bedeutet, dass die **beiden** *Urpartner* ab diesen Wirbeln (g) etwas enger aneinander gewachsen sind als die davor genannten (f).

Kreuzbein
Das Kreuzbein (l) muss einst aus vier ehemaligen Wirbeln bestanden haben, die im Laufe der langen Entwicklungszeit aus Zweckmäßigkeitsgründen eine Gemeinschaftsverbindung eingingen und dann miteinander verwuchsen - die Anzahl der ursprünglichen Wirbel können wir immer noch gut erkennen. Mit solchen Vernarbungsbildern können wir nicht nur Rückschlüsse auf viele andere *totale Interfatalisationsspuren* ziehen, sondern auch auf unsere Entwicklungsphasen.

Steißbein
Dass das Steißbein eine Degenerationserscheinung des ehemaligen Schwanzes ist, wissen wir alle, daher ist ihre *Urvernarbung* kaum zu erkennen (n). Sie verrät sich nur durch ihre symmetrische Form, und das wird, wie Sie später selbst feststellen werden, für eine Beweisführung völlig ausreichen.

Hüftbein
Zwischen dem linken und rechten Hüftbein mit dem dazugehörigen Sitz-, Scham- und Wadenbein (k), ist die *Urvernarbung* (m) sehr gut zu sehen und bedarf daher keines weiteren Kommentars.

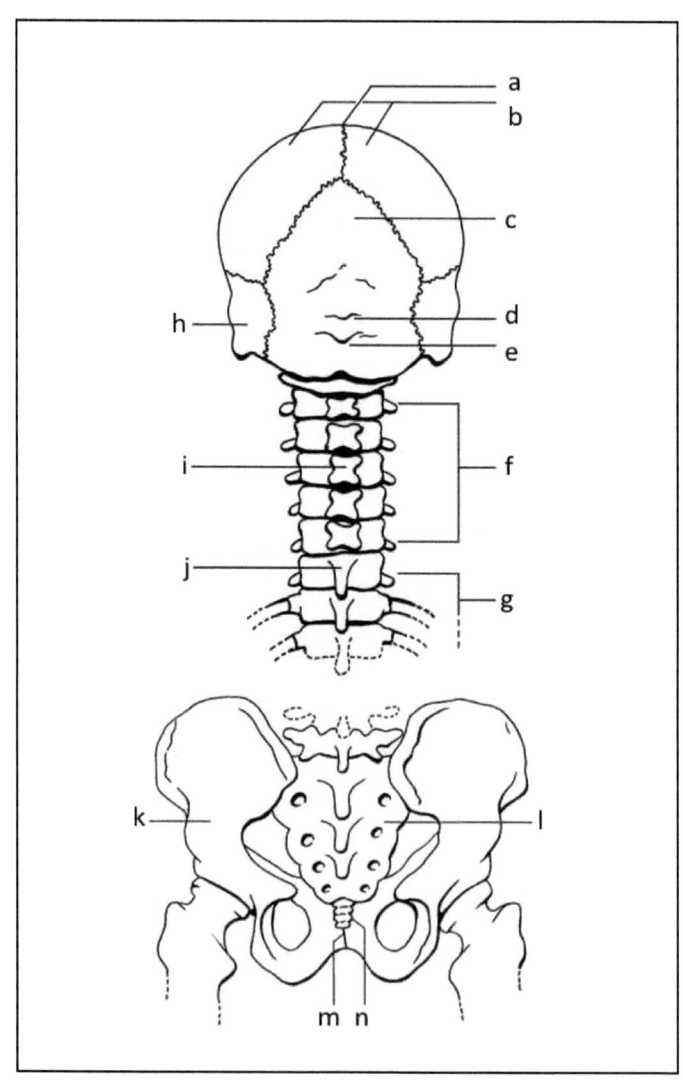

Abb. 4: Rückseite des Skelets

Vorderansicht des Skelets (Abb. 5)

Von vorne gesehen ist über das Skelett Vergleichbares zu berichten wie von der Rückseite. Allerdings muss hierbei eine Besonderheit berücksichtigt werden: Bei der beginnenden embryonalen Entwicklung entsteht bekanntlich eine gewisse Grundformation der zahlreichen Zellen, die sich nach einer gewissen Teilungsphase, welche keine *Urnarben* hinterlässt, zur spiegelsymmetrischen Ausbreitung einordnen. In einer bestimmten Entwicklungsstufe ist deutlich zu sehen, dass es sich dabei um **zwei** spiegelbildlich entgegengesetzte Körperorganisationen handelt[12]. Sie bilden im Querschnitt gesehen nach und nach eine Omegaform, dessen Enden solange aufeinander zustreben bis sie ihre *totale Interfatalisation* nach Reisverschlussart erlangen. So entstehen dreierlei *Urnarben* am Skelett: Die einen zeigen sich durch ihre sichtbare Ineinanderverzahnung wie sie nur am Schädel zu finden sind (Abb. 4 a od. Abb. 5 b); die anderen durch ihr Aufeinanderstoßen wie es z.B. bei den kreuzartigen Dornfortsätzen an den Halswirbeln der Fall ist (Abb. 4 f); oder sie zeigen sich nur durch ihre symmetrische Form wie sie unter anderem am Hinterkopf beim Hinterhauptbein (Abb. 4 c) vorzufinden ist.

Stirnbein
Das Stirnbein (a) ist ähnlich symmetrisch gewachsen wie das bereits beschriebene Hinterhauptbein.

Nasenbein
Musterhaft präsentieren sich die *Urnarbe* (h) zwischen dem **linken** und **rechten** Nasenbein (c).

---

[12] (Diese Fußnote ist ein Nachweis) Hierzu empfiehlt sich u.a. das Spektrum-Buch Verständliche Forschung unter dem Titel Gehirn und Nervensystem. Dort sind auf Seite 102 mehrere Zeichnungen (Bild 2), die eine derartige embryonale Entwicklung sehr lehrreich vorführen.

Nasenhöhle

Zwischen den **beiden** Nasenhöhlen ist die *Urnarbe* (h) in Form einer Scheidewand vorhanden, so dass **jeder** seine eigene Nasenhöhle nachweisen kann.

Oberkiefer

Über den oberen Schneidezähnen ist ein scharfer Grat *(Urnarbe)* bis zur unteren Nasenspitze am Oberkiefer zu sehen (i). Das müsste ein Zeichen dafür sein, dass die **beiden** Oberkiefer an dieser Stelle mit und um die Nase herum zusammengewachsen sind[13].

Zähne

Haben Sie schon einmal etwas von einem Mittelzahn gehört? Ich habe nicht erfahren können, ob es jemals solch eine Mutation gab. Bei den Zähnen gibt es fast immer nur gerade Zahlen, weil im Normalfall jeder *Urpartner* mit einem fast spiegelbildidentischen Gebiss ausgestattet ist.

Unterkiefer

Am männlichen Unterkiefer (f) ist die *Urvernarbung* oft deutlicher an der Kinnspitze (g) ausgeprägt als bei Frauen. Manche Männer haben die bekannte „schwer rasierbare Kinnspitzenvertiefung". Das hängt hauptsächlich damit zusammen, dass die Unterkiefer der **Beiden** nicht „ganz korrekt" zusammengewachsen sind.

Brustbein

Abschließen möchte ich dieses Knochenthema mit den zusammengesetzten, symmetrischen Brustbeinstücken (j, k u. l). Diese Knochenteile entstanden wahrscheinlich nach dem Aufeinanderstoßen der zahlreichen Rippen, welche die Innenorgane vor dem Zerquetschen besser schützen sollen. Dem

---

[13] Bei Nichtverwachsen entsteht deshalb an dieser Stelle die bekannte „Hasenscharte". Derartige nicht ganz zusammengewachsene Körperstellen beweisen eindeutig die *Binidalität*.

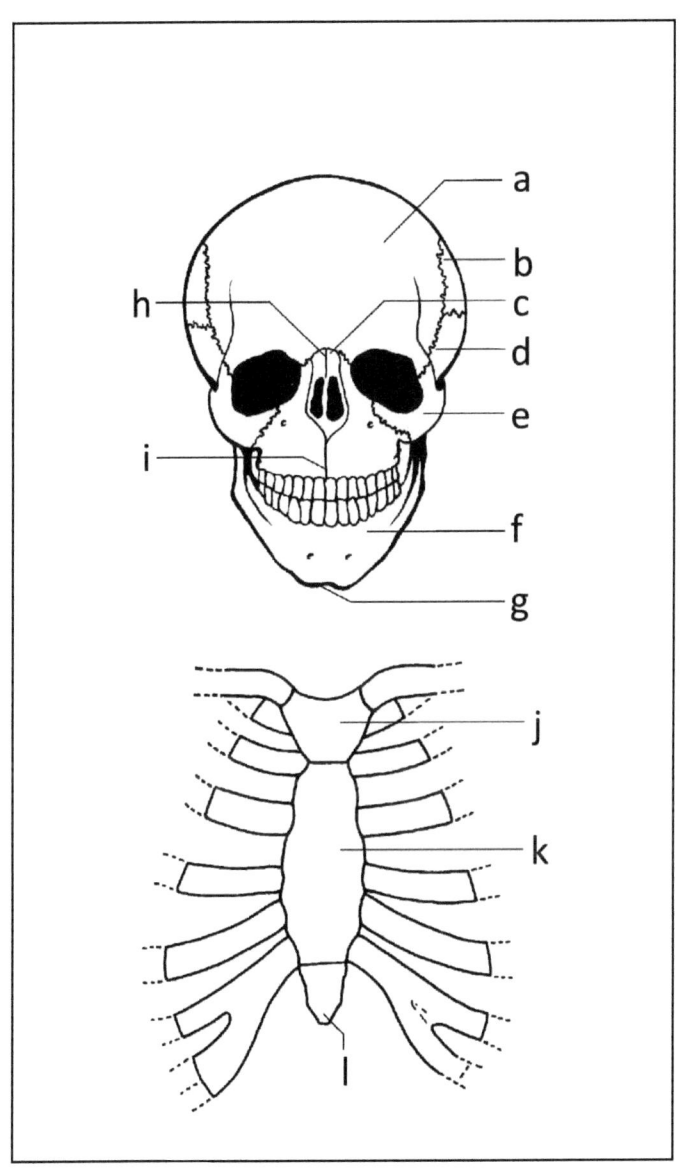

Abb. 5: Vorderansicht des Skeletts

37

nach kann sich eine *Urnarbe* auf mehrfache Weise ausbilden und als Beweis auch dann gelten, wenn sie eine symmetrische Form hat. Bedenken Sie dabei, dass ich hier vom menschlichen Skelet ausgehe. Würde ich als Beispiel eine Fischgräte genommen haben, dann hätte diese Art von Lebewesen kein symmetrisches Brustbein.

Doch wem das alles, was ich bis jetzt zu beweisen versuchte, immer noch nicht ausreichen sollte, für den habe ich ein anderes Vorzeigeobjekt gefunden: Dieser „Ungläubige" sollte in das Naturkundemuseum gehen und sich dort mal die *Urnarben* an verschiedenen Tierskeletten betrachten. Am besten gleich an einer Schlange, weil bei ihr die *Urnarben* durchgehend sehr *binidal* ausgebildet sind. Und wer noch genauer sein will, der kann sich dieses Tier auch mal lebend ansehen: Sie wird ihm kurz und schnell zwei Zungen vorzeigen und damit sagen: „Hast du nun die **Zweiertatsache** gesehen?!".

Das Skelett des Menschen hat nicht so gute *Urnarben* vorzuweisen wie einige Reptilien. Aber die Leser interessieren sich verständlicherweise zuerst für ihr eigenes Aussehen. Daher musste ich diesen schwierigeren Beweisweg wählen.

2.3 Entwicklung im Körperinnern (neu)

Darwin und andere Evolutionstheoretiker bestimmten die Reihenfolge unseres Stammbaums hauptsächlich nach äußeren Merkmalen. Vergleichbares Geschehen lässt sich aber auch von einer anderen Sicht erkennen: Wenn die Evolution unsere äußere Gestalt verändern konnte, dann musste zwangsläufig das gleiche auch im Körperinnern geschehen sein, was am Beispiel der Gedärme sehr gut darstellbar ist. Diese beiden Entwicklungen hatten fraglos dieselbe Vergangenheit, so dass man sie jetzt von verschiedenen Blickwinkeln aus, zur Übereinstimmung bringen kann.

2. Beweis: Die Darmentwicklung (neu) (Abb. 6&7)

Aus meinen Arbeiten, die u.a. die Entwicklung des Dickdarms (*Urdarms* oder *Altdarms* (neu)) wie auch des Dünndarms (*Neudarms* (neu)) betreffen, habe ich so manch aufregende Erkenntnis gewinnen können. So kann auch dieses Darmthema, das eine Art Nebenprodukt meiner Forschungen ist, ein Ausgangspunkt für weitere wissenschaftliche Neuorientierungen sein. Vielleicht können damit einige Lücken einer alten Theorie oder einer These korrigiert, ergänzt oder möglicherweise gar verworfen werden: Von Anfang an war ich davon überzeugt, dass der Dickdarm seine besondere Narbe aus der Anfangszeit der *totalen Interfatalisation* bekommen haben muss. Hätte ich zu Beginn meines Forschungsvorhabens diesen wichtigen Beweis nicht gefunden, wäre der *binidallogische* Gedanke von mir womöglich gar nicht mehr verfolgt worden. Doch ich konnte diese für mich sehr ausschlaggebende Narbe nach *interfatallogischen* Gesichtspunkten auslegen. Danach fiel es mir nicht mehr schwer, an der *Urnarbe* (Abb. 6 b & Abb. 7 d & g) herauszufinden, wie der „*Narbendarm*" ursprünglich gelegen haben muss (Abb. 6 a & Abb. 7, Fig. 1 e): Entwicklungsmäßig lag dieser mit Sicherheit in der Mitte, entlang des Körpers, wie die Abbildung 6 es zeigt.

In meinen Zeichnungen (Abb. 7, Fig. 1 bis 5) werden Sie auch sehen, dass der Dickdarm eine beiderseitige *Urnarbe* besitzt (Abb. 7, d & g). Damit wird bewiesen, dass der Dickdarm zwei Darmwänden besitzt (im Querschnitt gesehen, weist dieser eine Klammer-Auf-, Klammer-Zu-Form auf (Abb. 7, Fig. 4 e)). Somit ist der Dickdarm der älteste Teil des Gesamtdarmes. Auch dass dieser vor der *totalen Interfatolisation* die Außenhaut des damaligen Wesens (Einzeller) gewesen sein muss, kann mit der doppelseitigen *Urvernarbung* nachvollzogen werden.

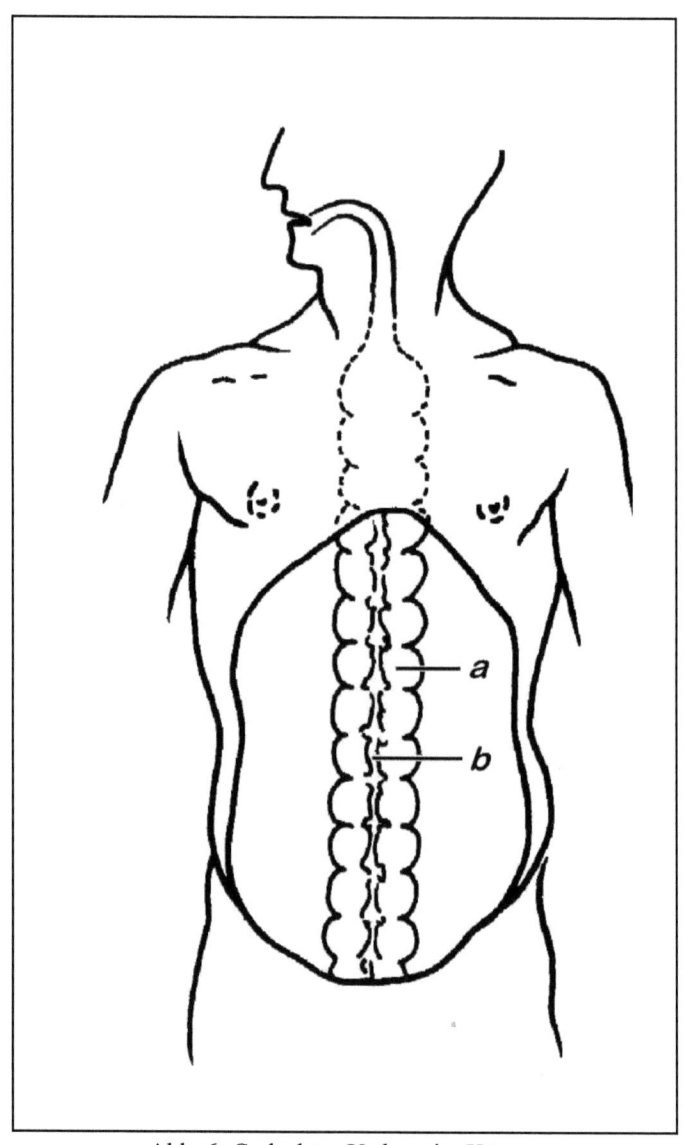

Abb. 6: Gedachter *Urdarm* im Körper

Neue Wege, so zeigt uns hier die Darm-Evolution, werden jeweils dann beschritten, wenn eine naheliegende Notwendigkeit oder Schwachstelle an dem bereits Entwickelten, dem schon Vorhandenen entsteht[14] (neu). Nur in solchen Bereichen kann der Darm oder ein anderer Organismus erkennen, was er auf-, ab- oder umbauen soll. Das Bewährte dagegen bleibt unerkannt; getarnt durch seine Zweckmäßigkeit (neu). Ausnahmen entstehen nur durch Mutationen[15] (neu).

Eine solche Evolution, die auf Erkenntnisse der Organismen basierte, fand schon in der Wasserwelt statt, aus der wir bekanntlich stammen. Dort gab es zu Beginn unserer *binidalen* Entwicklung Nahrung im Überfluss, daher konnte dort ohne Rücksicht auf rationale Energieausbeutung ständig gefressen werden. Deshalb genügte uns damals eine einfache Darmkonstruktion. Erst als der Körper eine gewisse Größe erreichte, entstanden Perioden des Hungers. Aus dieser Notlage heraus – so vermute ich – wurde in sogenannten Guten Zeiten immer mehr Futter in sich hineingezwängt. Folgerichtig musste sich der Schlund am Anfang des *Altdarms* (Abb. 7, Fig. 1 b) ausdehnen (Erkenntnisbereich (neu)) und eine seinem Zweck entsprechende Verlängerung, den *Neudarm* (Abb. 7, Fig. 3 c) anbauen. Da solch eine Verlängerung des Schlundes (Abb. 7, c) effektiv war, wurde diese Musterlösung (genetische

---

[14] (Neu) Das Wort Evolution hat hier eine andere Bedeutung, weil es in der *Binidallogie* diesen Begriff so nicht geben kann. Dort heißt es anders: Es ist ein auf Erkenntnis basierender Entwicklungsvorgang, und damit eine bewusste Handlung des Organismus oder der einzelnen Organe, wie in diesem Abschnitt beschrieben steht; es ist also ein Entwicklungsvorgang, der aus dem Inneren des Körpers kommt. So gesehen, kann man dazu richtigerweise Selbstentwicklung sagen, wobei der Ausleseprozess als ein zusätzlicher Vorgang verstanden wird. - Auch wenn es etwas hier als Fußnote erscheint, für die Naturwissenschaft ist diese Erkenntnis etwas Neues.
[15] (Neu) Mutation, so ergibt es sich aus der *Binidallogie*, ist ein auf Unkenntnis basierender Entwicklungsvorgang, ohne eine bewusste Handlung des Organismus (wird heute als genetischer Unfall verstanden). Derartige Vorgänge aber können bekannter weise einen Entwicklungsvorgang beschleunigen, fehlentwickeln oder stoppen.

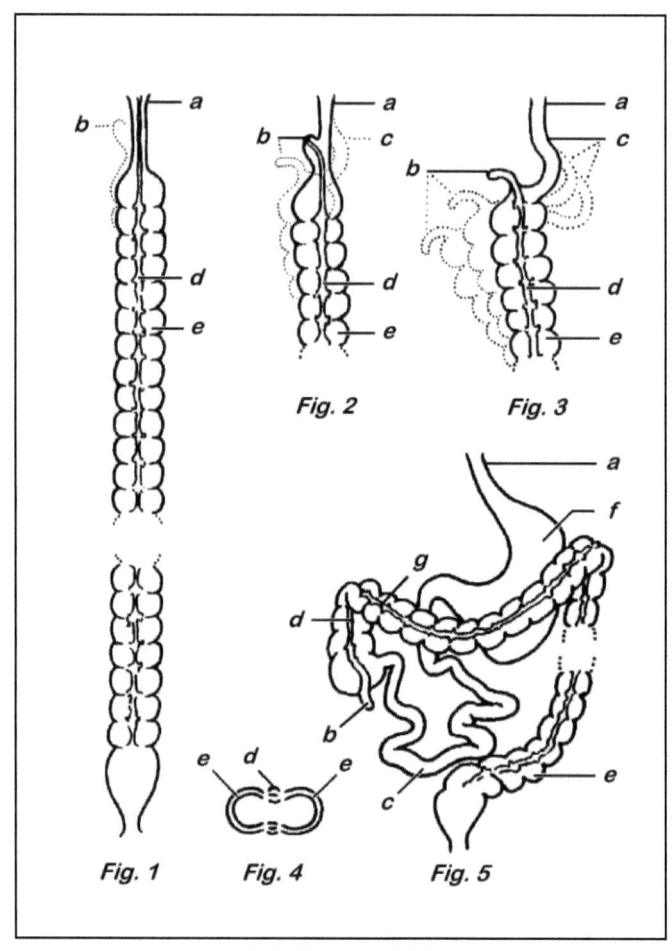

Abb. 7: Darmentwicklung

Text zu Abb. 7: Entwicklung des Dickdarms (*Ur-* oder *Altdarms*) und des Dünndarms (*Neudarms*).

Schablone) beibehalten und bei Bedarf immer wieder angewandt. Auf diese Weise konnte sich der Organismus selbst immer wieder ausmästen und seinen gerade verlaufenden *Altdarm* nach und nach in die heutige Torbogenlage wegdrängen (Abb. 7, Fig. 5).

Nun haben Sie so ganz nebenbei an den Abbildungen sehen können, woher der Blinddarm (Appendix) stammt und wie er sich heraus entwickelte. Mit diesem Wissen wird es leichter sein herauszufinden, welche Funktionen das scheinbar so unnötige *Urschlundteil,* unser heutiger Wurmfortsatz, doch noch zu erfüllen hat, und warum er nicht verschwunden ist (Abb. 7, b).
Meiner Ansicht nach dürfte diese kleine Darmlektüre schon genügen, um zu erkennen, wie unsere Urahnen, in etwa ausgesehen haben könnten, unabhängig davon ob sich diese im Wasser oder auf dem Land entwickelten. Sie brauchen sich nur die Abbildung des senkrecht dargestellten *Altdarmes* anzusehen (Abb. 7, Fig. 1) und um diesen herum einen Körper nach Ihrer Phantasie vorzustellen. Danach werden Sie bemerken, dass die bekannten Evolutionstheoretiker einer richtigen Gedankenspur folgten. Diese Anmerkung soll nur dem letzten Skeptiker nochmals verdeutlichen, dass es eine Entwicklung des Lebens gab und dass diese sich von allen Seiten immer wieder bestätigen lassen wird.

2.4 Ein Zwischengedanke zu der Darmgeschichte

Zu dieser Darmgeschichte möchte ich noch einen Gedanken über den Magen (Abb. 7, Fig.5, f) unterbringen: Wahrscheinlich nach der *Neudarm*-Schlund-Entwicklung, dehnte unser Überlebenstrieb zusätzlich einen Teil des Schlundes oder *Neudarms* immer mehr aus. Auf diese Weise entwickelte sich allmählich ein elastischer Proviantranzen. Dadurch stand (steht) dem Wesen mehr Zeit zur Verfügung. Zeit, um herauszufinden wie man am besten und möglichst ohne Gefahr zur nächsten Nahrungsquelle gelangen kann, die uns vermehrungsfähig erhält. Anders gesagt: Ein voller Magen brachte uns Fresspausen. Damit erhielten wir die Möglichkeit, während einer Verschnaufpause unser Gehirn zu erweitern, mit dem wir heute Probleme bewältigen können.

2.5 *Binidalität*[16] der symmetrischen Innenorgane (neu)

Unsere meisten Innenorgane müssen schon vor der *Totalen Interfatalisation* annektiert worden sein: Diese waren einst irgendwelche symbiosegeeigneten Kleinstwesen oder Bakterien, die wir nach dem Prinzip eingefangen haben: Was nützlich ist, einverleiben!. Deswegen sind bis heute bei den beiden *Urpartnern* beinahe dieselben Innenorgane zu finden. Ob es sich um die Lunge, das Herz oder andere Organe handelt, sie gibt es in zweifacher Ausführung. Sie stehen sich entweder getrennt spiegelbildlich gegenüber (*monoidal*[17]), wie die Nieren als *asymmetrische Monoidal-Organe*, oder sie sind zusammengewachsen wie das *binidale* Herz, das wir bis zu diesem Zeitpunkt als ein einziges Organ gesehen haben. Andere Eingeweide, die weder eine Symmetrie noch eine auffallende *Urnarbe* aufweisen, wie z.B. die einzige Milz, wären Ausnahmen. Es ist denkbar, dass auch nach der *Totalen Interfatalisation* einige Innenorgane sich aus kooperationsgründen asymmetrisch heraus entwickelten. Denn beide *Urpartner* sind ebenso gut in der Lage, eine Aufgabenteilung auf asynchrone Weise vorzunehmen[18] – ähnlich wie die beiden Jungen im Kapitel 1, Beispiel 2 a gehandelt haben. Nach dieser Betrachtungsweise

---

[16] *Binidalität*: aus dem lateinischen Bini nachempfunden. In der *Binidallogie* als zwei zueinander spiegelverkehrt entwickelte **Persönlichkeiten** oder Organe verstanden, die auf diese Weise gemeinsam (*binidal*) funktionieren können.

[17] Wenn zwei gleiche spiegelverkehrte Organe im *binidalen* Körper getrennt vorhanden sind, dann sind es zwei *monoidale* Organe. Man kann sie auch als *links- oder rechtsmonoidale* Organes benennen. *Monoidal* ist aus dem griechischen (monos). allein. ein einzig

[18] Man bedenke dabei, dass sich z. B. das Sprachzentrum bei manchen Menschen in der linken-, bei anderen in der rechten Hemisphäre befindet.

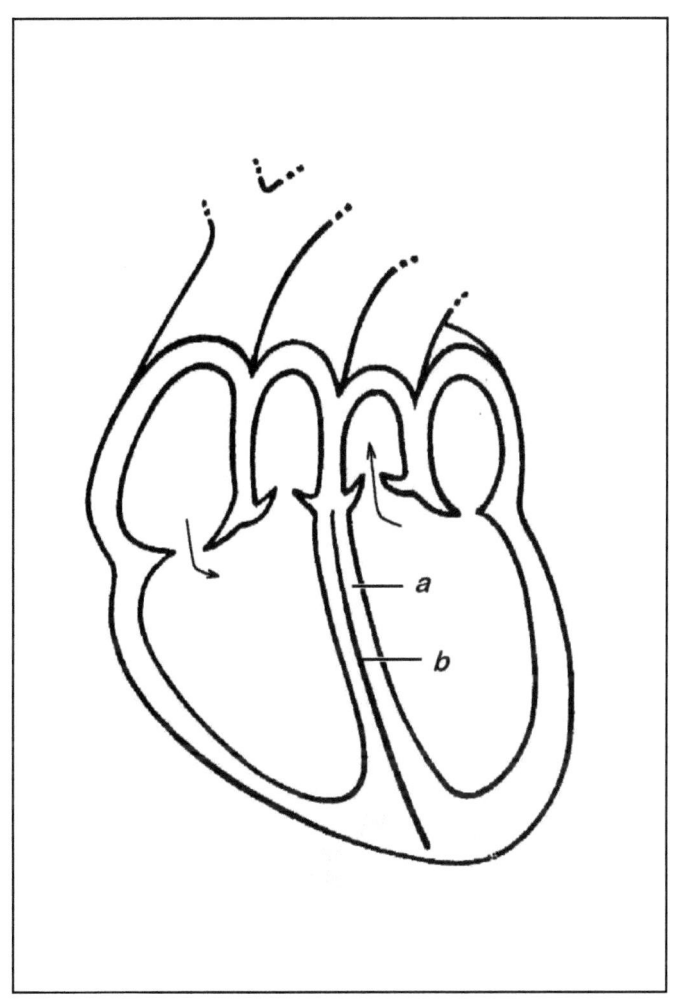

Abb. 8: *Urnarbe* zwischen den beiden Herzen

sollte man alle Innenorgane – ausgenommen sind hiervon die Gedärme – als die *eingefangenen Fremden* in unserem Körper bezeichnen. Denn sie sind, wie bereits erwähnt, einst als nützliche Helfer einverleibt worden. So kommt es nicht von ungefähr, dass wir diese „Leibeigenen" bis heute behutsam mit unseren Rippen gefangen halten und sie so zugleich beschützen.

> 3. Beweis: *Urnarben* an den Innenorganen zeigen ihre *Binidalität*

Herz (Abb. 8)
Zu den symmetrischen oder *binidalen* Innenorganen zählen unter anderem die **beiden** Herzen, die völlig aneinander gewachsen sind. Das rechte Herz könnte man als das Venenherz benennen und das linke als das Aderherz. Diese **beiden** Pumporgane werden durch die Herzscheidewand (Abb. 8, a) zusammengehalten, in der auch die *Urvernarbung* zu finden ist (Abb. 8, b). Nur in dieser *binidalen,* fast symmetrischen Gestalt können sie den lebensnotwendigen Doppel- oder *Binidal*-Pumprhythmus einhalten.

Eine Anmerkung zum Thema Herz
Wenn wir über die eingefangenen Fremdarbeiterinnen, die **beiden** „Herzen", Nachforschungen anstellen würden, wie deren Symbiose mit uns zur Anfangszeit ablief, dann könnten wir erkennen, dass sie in einer *monoidalen* Form gar nicht für eine Kreislaufpumpe geeignet waren. Denn wir waren noch Einzeller (*Monoiden*), und hatten uns das damalige „Nochnichtherz" wahrscheinlich als Futter einverleibt. Als aber diese noch einzellige „Fremde" in uns angenehme regelmäßige Ausreißversuche unternahm, integrierten wir sie. Jetzt konnten wir uns als Einzeller mit ihr besser wahrnehmen, und sind so von äußeren, fremden Signaleinwirkungen unabhängiger geworden. Auch stellten wir im Laufe der Zeit fest, dass die *monoidale* „Unruhestifterin" uns mit ihren regelmäßigen, pulsähnlichen Regungen wachhielt. Und das war dann die bereits gelegte Vorstufe zur *Totalen Binidalität.* Danach schützten wir

46

sogar die beiden „Fremdkörper" mit unserem dazu extra entwickelten Geripppe. Auf diese Weise wurden die sorgfältig „Gehüteten" nach und nach zu einer zweckmäßigen Kreislaufpumpe.

Lunge

Betrachtet man die beiden asymmetrischen linken- und rechten Lungenflügel gemeinsam mit ihren einzig erscheinender Luftröhre, dann können sie zusammen als ein symmetrisches Organ gesehen werden. Doch die Luftröhre hat eine etwas andere *Urnarbe*, die sich an der Rückseite befindet (im Querschnitt weist sie eine Omegaform auf). Dadurch ist erwiesen, dass auch sie kein Einzelorgan ist. Man könnte also die Lungenflügel als *monoidal* bezeichnen und die Luftröhre dagegen als *binidal*. – Es ist bekannt, dass die Lunge sich einst auf dem Land aus dem Darm heraus entwickelte – also nach der *totalen Interfatalisation*.

Leber

Nehmen wir mal zur weiteren Betrachtung noch die Leber hinzu, die weder eine Symmetrie noch eine *Binidalität* aufweist. Vermutlich ist sie nach der *Totalen Interfatalisation* als ein Nützling von uns eingefangen worden, welcher dann vom Bedarf her zu einer *monoidalen* Leber entwickelt wurde. Ähnlichen Entwicklungsverlauf könnte auch die Milz gehabt haben. Doch das werden später die Leber- und Milzkundigen, die sich mit der *Binidalität* befassen, schon richtig einzuordnen wissen. Diese Ungenauigkeit wird aber auf die *Binidallogie* keinen Einfluss nehmen können.

4. Beweis: Sonstige *Binidalitäten*

Gefäßsystem (Abb.9)

Mit dem **Venen-** und **Ader-** Gefäßsystem bekommen wir die Möglichkeit, die **eine** oder die **andere Persönlichkeit** zum Vorschein kommen zu lassen. Trennen wir die Venen von den Adern ab, wird die **eine Persönlichkeit** sichtbar: Erforderlich dazu ist nur ein anatomisches blau-rot-farbiges Bild vom

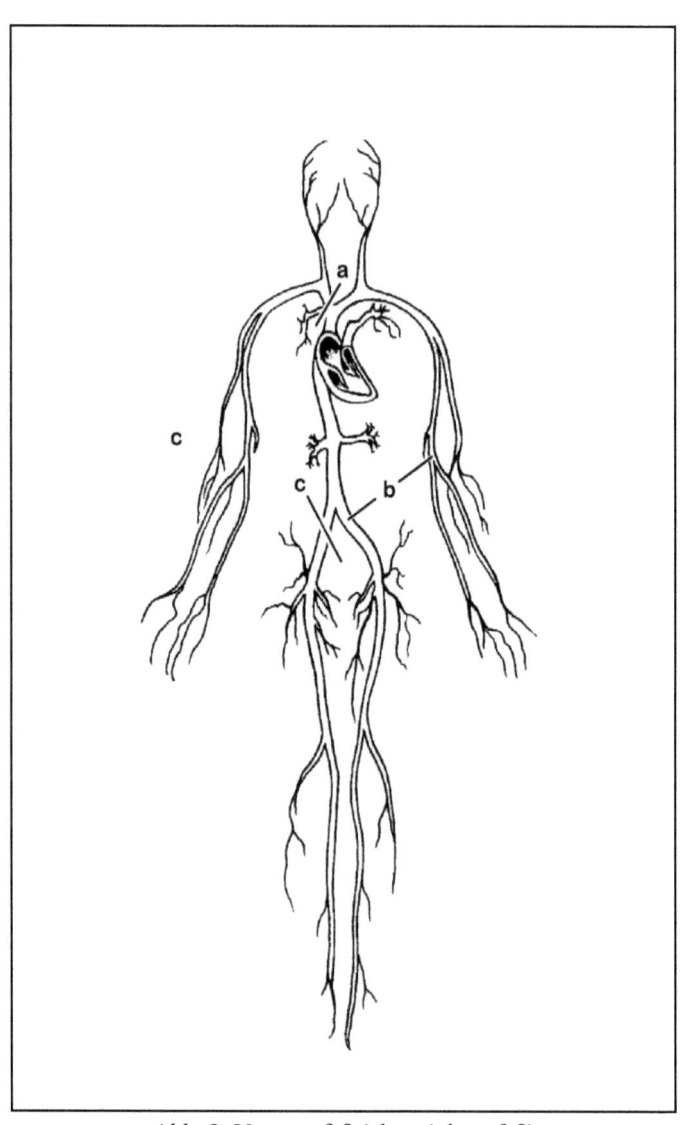

Abb. 9: Venengefäß (ohne Adergefäß)

Gefäßsystem. Obendrauf wird ein Blatt Transparentpapier der gleichen Größe rutschfest angebracht, um darauf mit einem dünnen Filzstift z.b. alle Venenbahnen abzupausen, so wie ich es bereits hier in der Abbildung 9 getan habe. Auf so einer Abpausung kann jeder erkennen, wie die **eine Person** von den **Beiden** in etwa aussieht (Abb. 9, b) und wie die **Venen-Person** kooperativ helfend ihre Venenarbeiten in der gegenüberliegenden **Ader-Person** verrichtet. Die Schrägstriche (a) und (c) in der Abb. 9 kennzeichnen wie ein Teil einer Vene in den Kreislauf des **Anderen** eindringt, um einen gemeinsamen Blutkreislauf zu bilden. Damit bestätigt sich die *Binidalität* auch bei den Blutgefäßen.

Nervensystem (neu)
Würden Sie auch das ganze Nervensystem abpausen, kämen Sie zu ähnlichen *binidalen* Ergebnissen: Es sind zwei parallel verlaufende Nervensysteme, die ein spiegelbildlich getrenntes linkes- und rechtes Ganzes darstellen; diese selbstständigen Nervenorganisationen sind also in uns zweimal vorhanden. Wenn Sie von dieser *Binidalität* jetzt wissen, dann werden Sie etwas später erkennen, wie sie miteinander kontaktieren, um sich gegenseitig wahrzunehmen. Aber dazu brauchen Sie noch andere neue Grundkenntnisse, die ich im Kapitel 3 beschreibe.

2.6 Schlusswort zu Kapitel 2

Wer dieses Kapitel 2 verstanden hat, wird die *Binidalität* an verschiedenen Lebewesen herauslesen können. Doch denjenigen, die immer noch kein Verständnis für solch eine Betrachtungsweise gewinnen konnten, habe ich eine Skizze angefertigt, die eine derartige *Binidal*-Anschauung verstärkt. Mit diesem Bild möchte ich erreichen, dass jeder Leser eine neue Sichtweise für die *Totale Interfatalisation* bekommt (s. Abb. 10). Denn im weiteren Text wird das Verständnis dafür im besonderen Maße gefordert. Lesen Sie bitte möglichst unvoreingenommen weiter, und versuchen Sie nicht beharrlich, hier nach irgendwelchen Unstimmigkeiten zu suchen, wie es manche gerne tun. Vor allem sollten Sie nicht gleich alles in

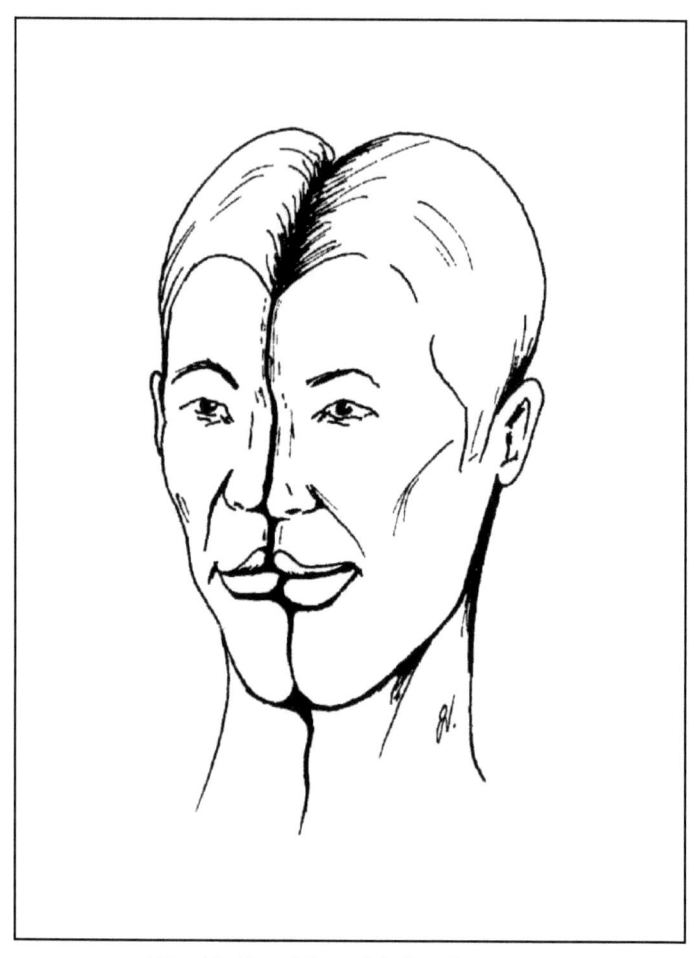

Abb. 10: *Binidalität* richtig sehen lernen
Text zu Abb. 10: So kann ein symmetrisches Wesen (*Bi-nide*) mit seiner linken- und rechten **Person** *monoidal* ge-sehen werden. Die Abbildung 11 gibt Ihnen eine Hilfestel-lung dazu, um solch einen Vorgang in der *Binidalität* zu erkennen.

irgendwelchen Nachschlagewerken überprüfen wollen, denn das behindert bekanntlich eine freie Wissensaufnahme. Bei Unsicherheit einfach die Abbildung des Buchumschlages betrachten: Das löscht die Skepsis und erweckt das Verstehen. Am Ende werden alle sowieso feststellen, dass die *Binidallogie* ihre Richtigkeit vorweist.

Kapitel 3

3.0 Wie kam es zu einer *Totalen Interfatalisation*? (neu)(Abb. 11)

Zu einer ersten *totalen Interfatalisation* oder zu einer ersten *Binidalität* muss es gekommen sein, als für uns schon die kleinste Wasserpfütze eine ganze Welt bedeuteten. Dort waren wir zuerst irgendwelche Einzeller, die ähnlich den heutigen Sonnen- oder Strahlentierchen gewesen sein mussten. Wie ihre Normalvermehrung stattfindet, ist bekannt und braucht diesbezüglich hier nicht mehr beschrieben zu werden. Was uns wissbegierig machen sollte, ist ein ganz bestimmter Mutationszeitpunkt, der die übliche Einzellervermehrung verhindert (s. Abb. 11, Fig. 2). Doch solch seltene „Vereinigungsvorgänge", wie die der *totalen Interfatalisation,* welche auch heute noch irgendwo ähnlich ablaufen, kann man nicht zu jeder Zeit unter einem Mikroskop beobachten. Es sei denn, man macht in der Mikrowelt über eine längere Dauer Aufnahmen, und fängt einen derartigen Zufallsvorgang ein. Oder man versucht so ein Geschehnis gentechnisch zu manipulieren. Bei solchen Versuchen sollte man möglichst strahlenähnliche Tierchen nehmen, denn nur diese Art kann nach meiner Überzeugung eine Art Wirbelsäule entwickeln (s. Abb. 11, Fig. 4).

Text zu Abb. 11

Fig. 1 zeigt das Aussehen von zwei freien Einzeller-**Persönlichkeiten**, die man auch als zwei *Monoiden* bezeichnen kann.

Fig. 2 ist eine Mutation von zwei Einzeller-**Persönlichkeiten**, die in ihrem Aussehen eine Art „siamesische Zwillinge" darstellen. Sie bilden gemeinsam ein symmetrisches Aussehen, das bereits eine *binidale* Form aufweist.

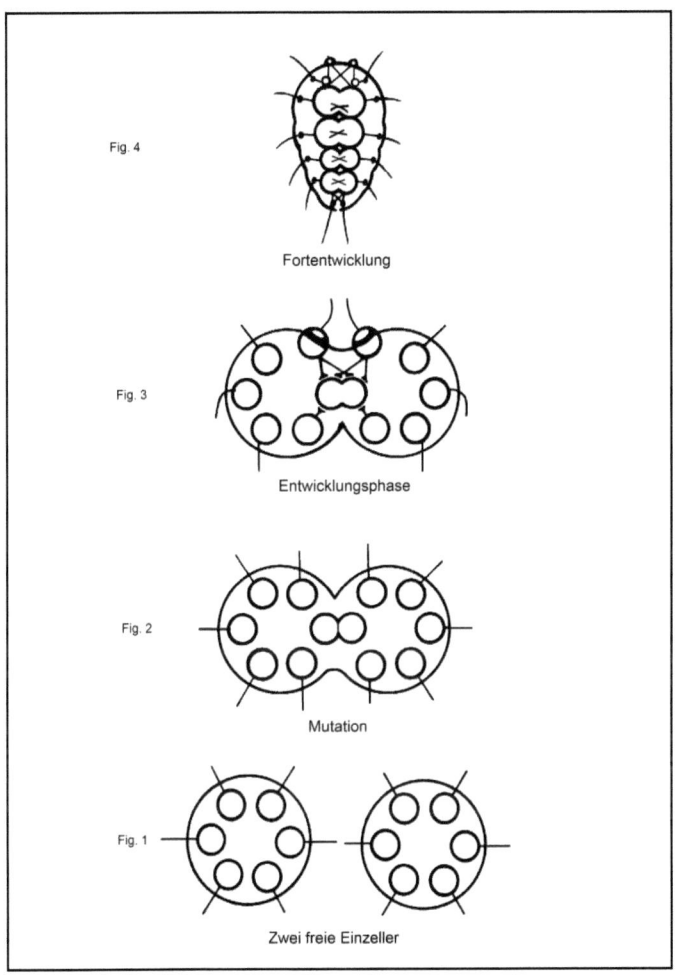

Abb. 11: Eine Mutation in die *Binidalität*

Text zu Abb. 11: Die Entwicklung unseres Lebens ist so noch nie gesehen worden (neu)

53

Fig. 3 deutet den Beginn des Zusammenwachsens von den zwei *monoidalen* **Persönlichkeiten** an, die in Fig. 2 zu sehen sind. Man kann an deren Nervenähnlichen Fühlern im *binidalen* Körper erkennen, wie sie sich überkreuz nach dem *Urpartner* strecken, um an **ihn** das neu errungene Ich-Gefühl abtasten zu können.

Fig. 4 hat das Reifestadium eines *Biniden* erreicht. In solch einer intelligenten Körpergestalt können die beiden *Monoiden* ihre Entwicklung in beliebige Richtung lenken. Weil jetzt der *binidale* Körper erfährt, was er tun soll.

Über solche *interfatale* Mutationen fand ich bisher keine entsprechende Literatur, weil derartige Überlegungen in der Wissenschaft noch nirgends verzeichnet sind. Darum gehört diese sehr wichtige Erkenntnis zu meinen Entdeckungen. Und weil diese Mutationsart noch unerforscht war, musste ich mir mein eigenes theoretisches Bild entwerfen, das einer Urzeitentwicklung entsprach, wie die Abb. 11 zeigt. Natürlich wäre es für Sie interessanter, wenn ich Ihnen einen derart seltenen Vorgang mit all seinen Entwicklungsstufen aus Fotobildern präsentieren könnte. Aber meine einfachen Zeichnungen können genauso akzeptiert werden: Sie schildern einleuchtend den Beginn einer *Binidalität* bis zur Entstehung einer primitiven Wirbelsäule (Fig. 4). Schauen Sie sich diese Bilderfolge von Fig. 1 – Fig. 4 an und bedenken dabei folgendes: Wenn z.B. durch eine Mutation heute noch zweiköpfige oder ähnlich zusammengewachsene Wesen entstehen, dann sind solche Ereignisse mit absoluter Sicherheit auch schon zu Urzeiten in der Mikrowelt entstanden. Ja, es musste sogar zur *Binidalität* gekommen sein, weil ich herausgefunden habe, dass es die überkreuzenden Nerven sind (s. Fig. 4), die hier den *binidalen* Körperaufbau vorführen. Mit dieser gegenseitigen Abtastung entstehen die allgemein bekannten Nervenkreuzungen, und das ist ein unwiderlegbarer Beweis dafür, dass es von der *Binidalität* verursacht wird. - Eine *monoidale* Nervensystem- Abpausung würde das genau belegen. Und wer diesen Mutations-

und Entwicklungsvorgang verstanden hat, wird den Bericht „Warum es im Gehirn Nervenkreuze gibt" (Focus 23/12 von (*ode*)) verwerfen: Darin konnte man lesen, dass deutsche und niederländische Biologen dazu eine mögliche Erklärung fanden: „[…]Vor 450 Millionen Jahren hat sich ein Fisch zur besseren Tarnung auf die Seite gedreht […]".

3.1 *Spiegel-Echo-Effekt (SE-Effekt)* (neu)

Das Einzelwesen (Einzeller) benötigt, um zu einer höheren Selbstwahrnehmung[19] zu gelangen, einen *„Spiegel- oder Echo-Effekt"*. Ohne solchen Effekt, kann es keine intelligente Lebensform geben: So wie man sich selbst nicht ohne Spiegelung sehen und ohne Echo seine eigene Stimme nicht hören kann, so ist es ohne den eigenen *Urpartner* nicht möglich, sein ICH zu empfinden: Das wäre vergleichbar mit demjenigen, der mit nur einer Kamera ohne Spiegelung sich selbst beim Fotografieren aufzunehmen versuchte.

Die Gründe dafür, weshalb man sich selbst nicht erkennen kann, liegen darin, dass ein Einzelwesen *(Monoide)* stets nur etwas Fremdes, nicht zu ihm Gehörendes mit seinem Körper erfühlen kann. Anders gesagt: Ein *Monoide* fühlt sich selbst erst dann, wenn ihn etwas Fremdes berührt; quasi an stupst. Demnach kann ein *Monoide* sich selbst nur dann erkennen, wenn er die Reaktion seines gleichartigen *monoidalen Urpartners* nach dem *SE-Effekt* ertasten kann. Zum besseren Verständnis: An den Handlungen meines *Urpartners* glaube ich mich selbst wahrzunehmen. Da das gleiche *interfatal* auch auf der Seite meines *Urpartners* abläuft, glaubt auch er sich selbst wahrzunehmen. So bekommen alle **beide** auf gleiche Art ihr Bewusstsein. Ein derartig parallel und synchron ablaufender Informationsaustausch täuscht den zwei spiegelverkehrten *Urpartnern* das Empfinden vor, die Informationen des Ande-

---

[19] Bekannt ist, dass es in der Wasserpfützenwelt z.B. unter den einzelligen Sonnentierchen eine Kommunikationsart gibt, die zu einer Gemeinschaftswahrnehmung führt. Dies ist eine primitive Vorstufe zu einer Selbstwahrnehmung.

ren seien die eigenen. Und das ist ein großer, aber nötiger Irrtum: Es wäre auch denkbar schlecht für uns, wenn wir bewusst diesen absolut nächsten „Verwandten" wahrnehmen könnten: Wir würden uns dann ähnlich verhalten wie die beiden verketteten Sträflinge im Kapitel 1.14.

Wie so eine nicht wahrnehmbare ICH-Täuschung hervorgerufen wird, versuche ich im Folgenden mit dem *SE-Effekt* (s. Abb. 12 bis 15) bildlich, schematisch und mit etwas Text zu verdeutlichen:

SE-Effekt nach Schema A (Abb. 12)

Die vom Sender ((d) (Plus (+)) abgesandte Information (c) wird an der Wand (a) gebrochen und vom Empfänger (d) als rückkehrende Information (b) (Minus (–)) aufgenommen. Hier wird der Sender (+) zugleich zum Empfänger (-), also zum Empfänger-Sender (– u. +). Da der Empfänger-Sender beide Pole (– u. +) besitzt und eine Echowand (a) vor sich hat, an der die Information gebrochen wird (Reflektion), kann dieser seine eigene Stimme erkennen; sich wahrnehmen.

Damit spielt sich dieser Fall nach Schema A ab. Achten Sie bitte in diesem, wie auch im nächsten Fall B (Abb. 13) auf die gebrochenen Informationspfeile, die einen besonderen schematischen Sinn ergeben.

SE-Effekt nach Schema B (Abb. 13)

Beide Empfänger-Sender (a (– +) und e (– +)) senden eine und dieselbe Information (b und d) in Richtung Wand (c). Da sich diese beiden überkreuzenden Informationen (b und d) zugleich als zwei gebrochene Winkelpfeile an der Wand (c) darstellen, können diese auch als zwei sich gegenüberliegende, gespiegelte Reflektionen nach Schema A gesehen werden. Deshalb werden diese zwei gebrochen aussehenden Informationen von

SE-Effekt nach Schema A (s. Abb. 12)

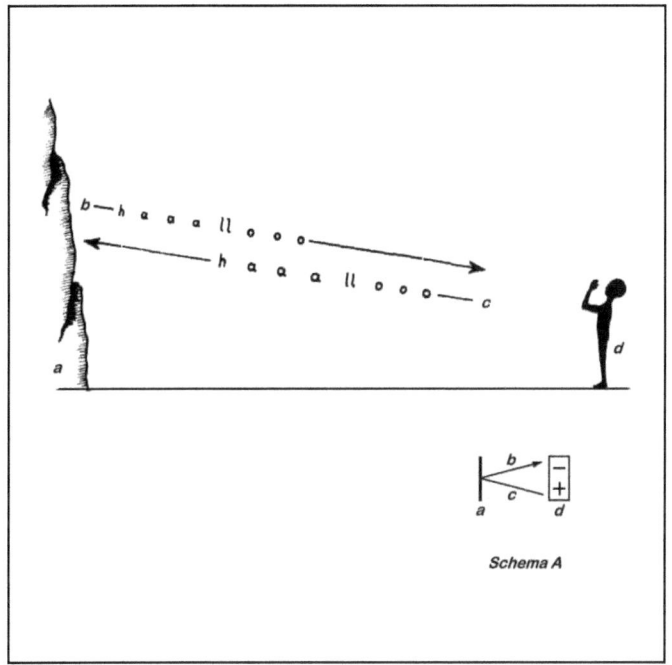

Abb. 12: Bergecho von einem Jungen

Text zu Abb. 12: Ein kleiner Junge (d), der in diesem Fall ein Sender sein soll, schreit in den Berg (a) ein lautes Haaallooo hinein (abgesandte Information) (c). Daraufhin hallt der Ausruf Haaallooo zum Jungen, der hier zugleich einen Empfänger (d) darstellt, zurück (rückkehrende Information) (b). Auf diese Weise nimmt der kleine Junge seine eigene Stimme wahr.

SE-Effekt nach Schema B (s. Abb. 13)

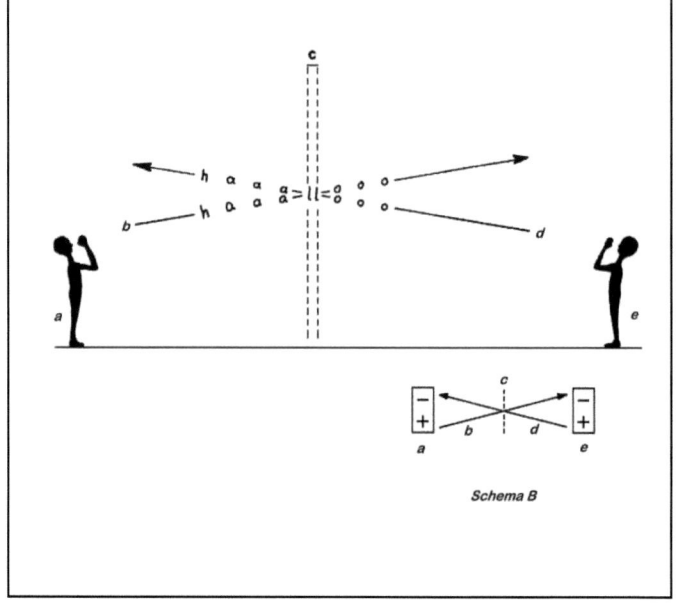

Abb. 13: Zwei Jungs an einer schalldurchlässigen Wand

Text zu Abb. 13: Ein erdachtes Beispiel: Auf einem weiten Feld befindet sich eine riesige schalldurchlässige Wand (c). Durch diese getrennt, stehen sich zwei kleine Jungen (a und e) gegenüber. Ohne von einander etwas zu wissen, schreit der Junge (a), der bereits einen Echovorgang kennt, diese Riesenwand (c) mit einem lauten Haaallooo (b) an. Kurz darauf hörte er ein Haaallooo (d), das vom anderen Jungen (e) stammt. Hier war der Junge (a) davon überzeugt, sein eigenes Echo (b) gehört zu haben.

SE-Effekt nach Schema C (s. Abb. 14)

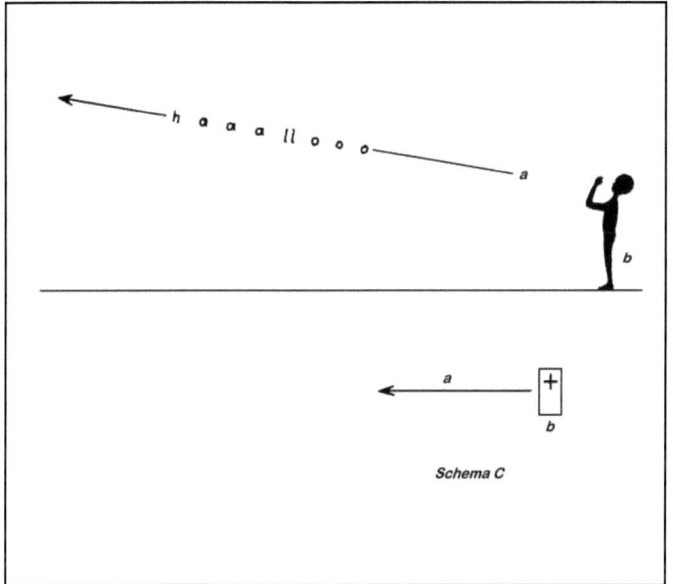

Abb. 14: Schall ohne Wiederkehr

Text zu Abb. 14: Würde *der* Junge (b) allein auf einem weiten
Feld ein lautes Haaallooo (a) hinausschreien, so könnte diese
Information selbstverständlich keine Echoreflektion erzeugen
und verschwände als Schall (a) <u>ungebrochen</u> in die Weite.

beiden „Empfänger-Sendern" (a und e) wie ein *SE-Effekt* nach Schema A und B empfangen und als solche verarbeitet werden.

SE-Effekt nach Schema C (Abb. 14)

Ohne die echoerzeugende Wand wäre dieser Empfänger-Sender nur ein Sender (b) (+) ohne Rückempfang. In diesem Fall erhält die abgesandte Eigeninformation (gerader Pfeil (a)) kein Echo. Schematisch gesehen fehlt hier eine Reflektion, die hätte einen Knick im Pfeil haben müssen wie im Schema A, oder eine überkreuzte Information nach Schema B, die zwei geknickte Pfeile vortäuscht.

Fazit:
Erst wenn ein Sender seine eigene Information oder die eines anderen mit seinem eigenen Empfänger nach Schema A oder B des *SE-Effektes* empfangen kann, wird dieser zum Empfänger-Sender. Wie so ein Empfänger-Sender aussehen kann, verdeutlicht die Abbildung 15 mit ihren sich überkreuzenden *interfatalen* Anschlüssen nach Schema B.

SE-Effekt nach Schema B (Abb. 15)

Wenn also beide Empfänger-Sender (a & e) mit den Polen (– und +) miteinander *interfatal* verkabelt sind, können sie synchron die Informationen des anderen nach *SE-Effekt* Schema B registrieren. Auf diese Weise bezieht jeder das Gefühl einer Selbstwahrnehmung aus dem jeweils anderen Empfänger-Sender (**jeder** empfängt auf diese Art sein Bewusstsein vom **anderen**). Demnach kann jeder nur die Information des Anderen wahrnehmen, nicht aber seine eigene! Aber weil jeder nur den Anderen ertasten/erfühlen kann, müsste es fast sinngemäß heißen: Fremdenwahrnehmung, Fremdenabfühlung, Abtastung des Anderen oder so ähnlich. In der *Binidallogie* gibt es den Ausdruck Selbstwahrnehmung also nicht, wie wir es zu verstehen gewohnt sind. Wir können mit unserem *monoidalen* ICH nur das erfühlen, was uns das gegenüberliegende *monoidale*

60

ICH fühlen lässt. Wir nehmen also diesen **Anderen** wahr, und sind davon überzeugt, dass wir „uns" empfinden. Wir können diese Art Wahrnehmung aber auch anders beschreiben: Der **Andere** kann mit **seinem** Dasein in uns das Ego-Gefühl herstellen, weil er *interfatal* das allerselbe Schicksal trägt wie wir. Ich könnte hierzu wieder das Wort Bewusstsein anwenden, das ER in uns erstellt, aber an diesem Begriff ist mir zu viel herum formuliert worden, so dass ich diese Bezeichnung meistens zu umgehen versuche. Um nicht falsch verstanden zu werden, wende ich dafür das Wort Selbstwahrnehmung an, obwohl auch dieser Begriff, wie Sie aus dem nächsten Absatz erkennen werden, nicht ganz richtig sein kann. Ihnen, lieber Leser, muss es nach und nach klar werden, dass, wenn Sie glauben, sich selbst zu empfinden, diese Gefühle in Wirklichkeit immer die des **Anderen** sind. So gesehen, sind wir uns die eigentlich Fremden, weil wir uns selbst nicht ertasten können. Aber wir könnten uns möglicherweise auf indirektem Wege über den *Urpartner* erfahren: **Dieser** tastet **einen** von uns mit **seinen** Nerven ab**,** gleichgültig auf welcher Seite dieser **Eine** sein möge, und das können „wir" dann vielleicht an **Ihm** erfühlen. Doch das ergäbe eine zusätzliche Information mit Verzögerungen, die ein Doppeleffekt hervorbringen würde. Solch eine Entwicklung wäre meiner Meinung nach sehr hinderlich, deswegen kann man diese Betrachtung im Normalfall ausschließen. Es sei dem, der Verfolgungswahr besteht aus diesem Trick.

Ein Gedanke dazwischen: Würden wir absichtlich die Situation erreichen wollen, in der wir uns gegenseitig nicht mehr erfühlen können, dann dürfte das vielleicht der Zustand von Nirwana sein. Es wäre eine Art antwortloses Verhältnis zwischen den **Beiden**; nach dem Prinzip: ICH kann meinen *Urpartner* weder ertasten noch erfühlen. So entstünde die absolute innere Ruhe.

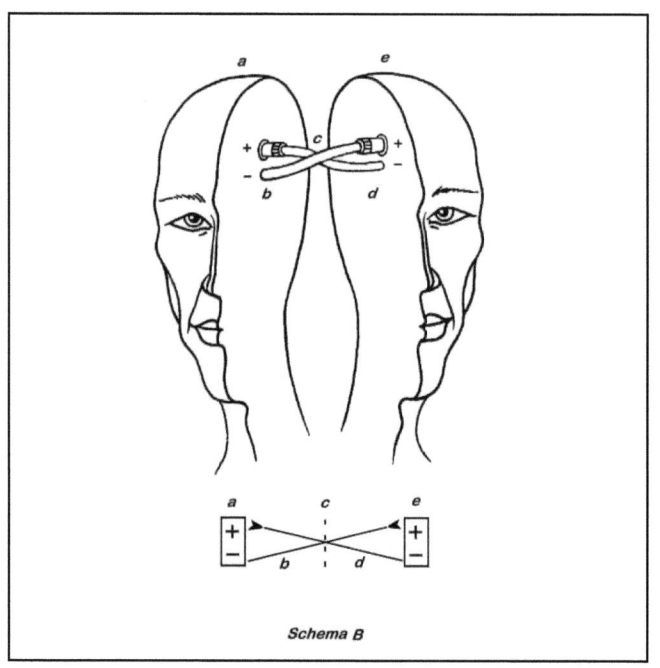

Abb. 15: *SE-Effekt nach Schema B*

Text zu Abb. 15: Die sich überkreuzenden Anschlüsse (zwei durch (c) gebrochene Informationspfeile) bilden hier einen *SE-Effekt* nach Schema B. Mit dieser anschaulichen elektrischen Verbindung (b & d) haben die beiden Köpfe (a & e) die Möglichkeit einen *interfatalen* Informationsaustausch durchzuführen.

Beachten Sie bitte die gestrichelte Linie (c), wie diese in der Mitte zwei schematische Pfeilknicke erstellt, die in beide Richtungen zeigen: Sie bilden die selben Reflektionen nach Schema A. - Das ist ein sehr wichtiger Beweis dafür, dass die *Binidalität* seine Richtigkeit auch im Schematischen hat.

Wir können mit unserer *Monoidalität* nur das erfühlen, was uns der **Gegenüberliegende** fühlen lässt. Es ist also nicht möglich uns selbst ohne IHN zu erspüren. Aus den genannten Gründen ist uns unser ICH eigentlich etwas Unbekanntes. Trotzdem möchte ich hier diesen unkorrekten Begriff beibehalten, um möglichst keine Verwirrung aufkommen zu lassen. Also die Bezeichnung Selbstwahrnehmung soll weiterhin **fast** so verstanden werden wie bisher, obwohl wir es vom anderen ICH beziehen.

Um Ihnen solch ein paradoxes Selbstwahrnehmungsprinzip, bei dem alle glauben, sich selbst wahrzunehmen, nochmals zu verdeutlichen, werde ich Ihnen in den nächsten Abschnitten ein paar andere Beispiele mit zwei vereinfachten Zeichnungen von „Tastnerven" vorführen.

3.2 Wie unsere Nerven zur Selbstwahrnehmung gelangen (neu)

Unser nacktes Nervensystem[20] ist ebenfalls *binidal*[21], und in der *monoidalen* Aufbauweise miteinander spiegelverkehrt aneinandergekoppelt. Auf diese Weise können die überkreuzten Nerven miteinander so kommunizieren, dass **Beide** daraus eine getäuschte Information über ihre „eigene" Existenz erfahren. Was wir also alles erfühlen, ersehen, erriechen, erhören usw., sind Informationen, die uns unser *Urpartner* übermittelt. Ohne diesen wüssten wir nichts von unserem Dasein. Im Zustand des Alleinseins, also in der *Monoidalität*, wären wir irgendeine Reaktionseinheit ohne oder mit sehr geringer Selbstwahrnehmung[22]. ER ist **derjenige**, egal ob dieser rechts oder links ne

---

[20] Alles was sich um unser Nervensystem herum angesiedelt hat, wie z. B. Muskeln, Innereien oder sonstige „Ansiedler", sind als verschiedene „Fremdarbeiter" zu betrachten, die auf Reize dieser Nerven, spezifisch unterschiedliche Aufgaben ausführen. Das Nervensystem selbst, das sind WIR; WIR als **Persönlichkeiten** gesehen.

[21] *Binidal*: In zweifacher Weise im spiegelverkehrten Sinne vorhanden.

[22] Es ist ausgeschlossen, dass ein Nerv sich selbst ertasten oder wahrnehmen kann.

ben uns lebt, den wir mit allen unseren *monoidalen* Nerven kontaktieren und dann an ihm das erkennen, was wir als unser ICH bezeichnen. Wir nehmen also diesen **Anderen** wahr, und sind davon überzeugt, dass wir **uns** alleine empfinden. Wir können diese Art Wahrnehmung aber auch anders beschreiben: Der **Andere** kann mit **seinem Dasein** in **uns** das Ego-Gefühl herstellen, weil **er** *interfatal* das allerselbe **Schicksal** trägt wie **wir**. Ich könnte hierzu vielleicht irgendwo auch das Wort Bewusstsein einfügen, aber an diesem Begriff ist mir zu viel herum formuliert worden, so dass ich diese Bezeichnung meistens umgehen möchte, um nicht missverstanden zu werden

Um einen derart raffinierten Selbstwahrnehmungstrick noch besser zu begreifen, habe ich im Folgenden einige Beispiele mit einzigartigen Abbildungen gebracht (Abb. 16 & 17).

3.3 Die Selbstwahrnehmung an einzelnen Nerven (neu)

Wenn wir die Gesamtfunktionen eines dermaßen komplexen Systems, wie es die Nerven bilden, verstehen lernen wollen, sollten wir als erstes das Reaktionsprinzip eines einzelnen Nervs analysieren, um danach das Ganze besser verstehen zu können. Es hat sich bis heute noch keiner die Mühe gemacht, einen Nerv ausschließlich von seiner Empfindungsseite zu untersuchen. Das Ergebnis daraus ist das Wissen, dass ein Nerv sich selbst nicht ertasten kann. Sie werden mir vergeben, wenn ich hier mit so einfachen Zeichnungen arbeite (Phantasie-Tastnerven, dessen Synapsen als zwei Finger dargestellt sind (Abb. 16 & 17)) und Ihnen Beispiele auf so naive Art vorführe. Aber auf diese Weise versuche ich das Nervenleben so stark wie möglich zu vereinfachen. Die zwei gezeichneten „Tastnerven" sollen den Verlauf einer Selbstwahrnehmung darstellen. Ich bin der Überzeugung, dass, wenn jemand den Kommunikationsverlauf dieser zwei gezeichneten Nerven erkennen kann, danach die verwirrenden Zusammenhänge eines ganzen Nervensystems leichter durchschaut:

3.4 Nervenfunktionen neu verstehen lernen (neu)

Beispiel 1: Ausgesonderter „Tastnerv" (Abb. 16, Fig. 1)
Angenommen, wir würden einen „Tastnerv,, oder „Tastneuron" aus dem verwirrenden Nervensystem aussondern und diesen *monoidal* in einem Gefäß unterbringen, in dem es nichts außer einer erdachten Frequenz- und echofreien Flüssigkeit gibt. Da der „Tastnerv" in solch einem utopischen Nass ganz allein herumschweben müsste, könnten ihn dort weder Frequenzen, Echos noch sonst irgendwelche Reize erregen. In diesem Fall wäre der Einzelnerv in einem *Monoidalkoma* und zu keiner einzigen Reaktion fähig. Die schlaff herabhängenden Finger zeigen es an.

Beispiel 2: „Tastnerv" in einer Erdachten Flüssigkeit (Abb. 16, Fig. 2)
Angenommen, der einsame „Tastnerv" würde in dieser ausgedachten Flüssigkeit an seinem Finger einen Reiz (b) verspüren. Er würde sofort darauf reagieren und mit seiner Reaktion eine Eigenfrequenz (a) ausstrahlen. Da aber diese Eigenfrequenz in die erdachte Leere, also in die Frequenz- und echoabsorbierende Flüssigkeit gesandt wird, kann darin kein *SE-Effekt* entstehen. Die Information (a) kann dann nicht mehr zurückkehren, um den „Tastnerv" über sein eigenes Empfinden (*SE-Effekt* nach Schema C, Abb. 14) zu berichten. Folglich löst der Reiz bei diesem „Einsamen" nur eine Reaktion aus. Anders wäre es, wenn sich dieser *monoidale* „Tastnerv" in einer frequenzübertragenden Flüssigkeit aufhielte: Darin könnte er sich selbst nach dem Schema A des *SE-Effektes* (Abb. 14) auf indirektem Wege über sein eigenes Empfinden („Stich am Finger" (b)) informieren.

Beispiel 3: „Tastnerv" mit einem seitenverkehrten Partner (Abb. 17, Fig. 1).
Angenommen, wir würden jetzt zu dem einsam herumschwebenden „Tastnerv" aus Beispiel 1, einen seitenverkehrten

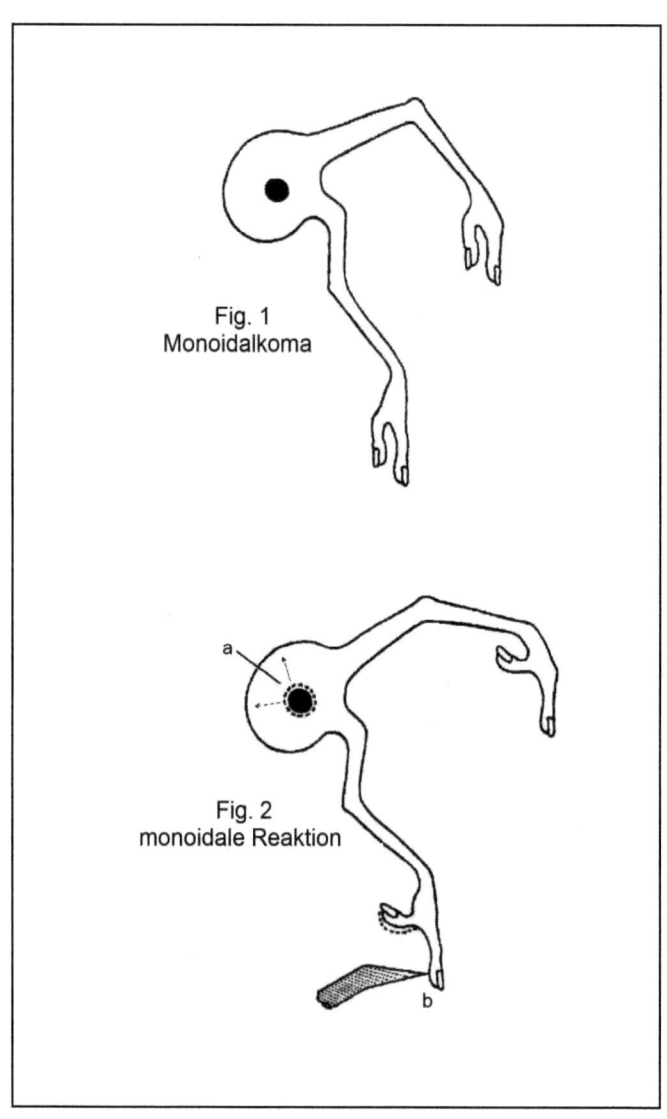

Fig. 1
Monoidalkoma

Fig. 2
monoidale Reaktion

Abb. 16: *Monoidaler* „Tastnerv"

„Partner-Nerv" mit der selbe Eigenfrequenz[23] *binidal* hinzuge sellen, damit sie gemeinsam zu einem *SE-Effekt* nach Schema B (Abb. 13) gelangen könnten. In diesem Fall würde das *inter-fatale* Zusammensein der beiden „Tastnerven" für eine „Selbstwahrnehmung" nicht ausreichen: Dazu fehlt ihnen eine fremde Anregung (Fremdfrequenz). Ohne einer Fremdfrequenz (z.b. Fig. 2, f) wären die *binidalen* „Tastnerven", wie es die schlaff herunterhängenden Finger (c) andeuten, nicht geweckt. Dementsprechend kann dort, wo es an Fremdfrequenzen fehlt, auch keine Selbstwahrnehmung entstehen.

Ein derartiges *Binidalkoma*-Befinden wäre in etwa vergleichbar mit unserem Schlaf: Wenn uns keine Fremdfrequenz stört, werden wir auch nicht geweckt. Dement sprechend kann dort, wo es an Fremdfrequenzen fehlt, auch keine „Selbstwahrnehmung" entstehen. Um uns einst aus dem Dilemma eines solchen *Binidalkomas* zu entledigen, mussten wir möglicherweise gleich zu Beginn unserer Entwicklung mit einem uns genehmen Fremdkörper eine Symbiose eingehen. So kamen wir u. a. wahrscheinlich zum heutigen „Fremdarbeiter", dem Herzen. Solch ein Fremdkontakt muss es gewesen sein, der uns durch seine dauernde Zappelei wachhielt und so unsere Weiterentwicklung möglich gemacht hat (s. kommendes Beispiel 4).

Beispiel 4: „Tastnerv" ertastet eine Fremdfrequenz (Abb. 17, Fig. 2)
Angenommen der Tastnerv (c) ertastet mit seinen Fingern (e) direkt eine Fremdfrequenz, welche hier als ein *binidales* Herz (f) dargestellt ist. Der „Tastnerv" (c) würde sofort auf den Puls (f) reagieren und damit eine Information aussenden, die in etwa besagt: Spüre Pulsierendes an den Fingern (e) (s. schwarze Pfeile in c). Der Andere, der seitenverkehrte „Tastnerv" (b), welcher diese indirekte Information (f) mit den Fingern (d) vom „Tastnerv" (c) empfängt, wird dadurch aus seinem

---

[23] Jeder Körper hat bekanntlich seine eigene Frequenz. So kommt es, dass sich zwei Körper mit gleichen Frequenzen einander durch Harmonie nicht empfinden können (Tarnung). Die Frequenzunterschiede bilden dagegen eine Disharmonie (Erkennung). - Der Fremdkörperabstoß basiert auf solch einem Effekt.

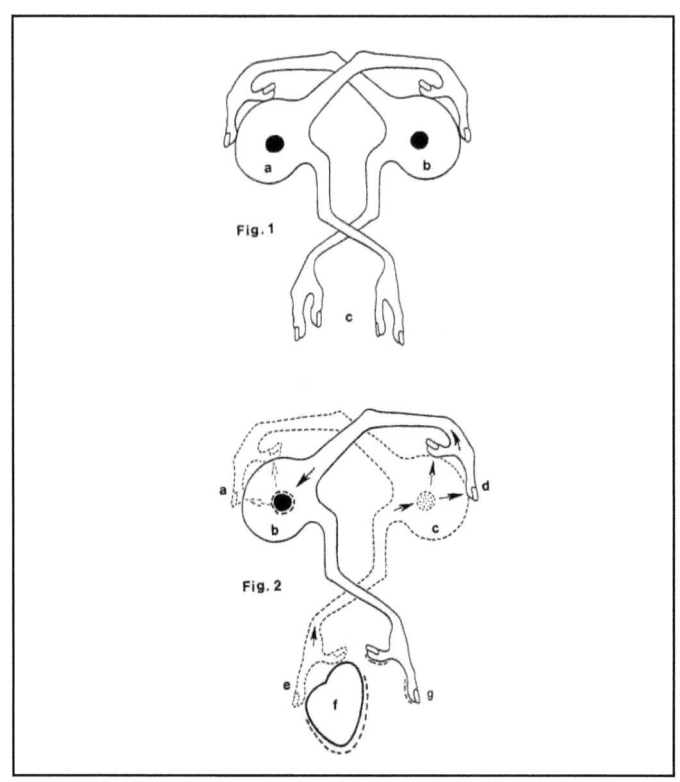

Abb. 17: Zwei seitenverkehrte „*Monoidal*-Tastnerven"

Text zu Abb. 17
Fig. 1. Zwei seitenverkehrte „Tastnerven" (a & b) bilden
gemeinsam eine *Binidalität*. Ohne Impulsgeber hängen
beide Finger schlaff und ohne Reaktion herunter (c).

Fig. 2. Der *monoidale* „Tastnerv" (c) bekommt einen
Impuls (f), der sich an den spiegelverkehrten „Tastnerven" (b), von den Fingern (e) zu den Fingern (d), weiter-
leitet (s. Pfeile).

68

Monoidalkoma geweckt; er wird sich im kleinsten Sinne über sich bewusst (er nimmt „sich selbst wahr", weil er den Spiegelbild-Partner über seine Finger (d) spürt). Doch der Versuch mit seinen Fingern (g) nach etwas zu schnappen, läuft fehl.

Über die Empfindungen der beiden Finger (a) stellt sich die Frage: Lässt sich eine indirekte Information auf diesem Wege nochmals empfangen (s. gestrichelte Pfeile in Richtung der zwei Finger (a))? Dieser Ansatz einer Informationsweitergabe würde einen unrationellen Doppeleffekt verursachen, wie ich zuvor in 3.2 erwähnte.

In diesem Beispiel ist ein korrekter Informationsaustausch nicht möglich, denn dazu fehlen den seitenverkehrten „Tastnerven" (b u. c) solche Verbindungsnerven, wie es z.B. der Balken (Corpus callosum[24]) wäre. – Das ist eine Nervenbündelung die dafür sorgt, dass beide Gehirnpaare der *monoidalen* **Persönlichkeiten** eine interfatale, fehlerfreie Koordination bekommen. Aber dieses gezeichnete Beispiel muss nicht korrekt sein, sondern es soll eine neue Sichtweise der Leser wecken; sie sollen die Funktionen der Nerven neu verstehen lernen; bis sie erkennen, dass die Nerven keine direkten Befehle erteilen können.

An dieser Stelle sollten die Leser noch einmal die beiden zusammengefügten „Tastnerven" (Abb. 17, Fig. 1 & 2) genauer ansehen und sich anschließend zwei Testfragen stellen: Sehe ich in den Figuren 1 & 2 immer noch die altgewohnte Symmetrie (zwei Figuren als eine Gestalt) oder erblicke ich darin schon eine Paarheit (eine Figur aus zwei Gestalten)?. Ich bin davon überzeugt, dass Sie spätestens jetzt in dieser symmetrischen Lebensform mindestens zwei *monoidal* zusammengehörige Minipersonen erkennen werden. Es kommt in diesem Kapitel fast nur darauf an, dass Sie die *Binidalität* durchschauen und einen Sinn dafür bekommen. Aber Sie sollten

---

[24] (Corpus callosum), dieser liegt zwischen den beiden Hirnen, und ist unsere *interfatale* Verbindung in seiner letzten Instanz zum *Urpartner.*

auch besonders auf die Kommunikation der Nerven achten. Vor allem darauf, dass sie nach meinen Erkenntnissen <u>keine Befehle erteilen können</u> [25], sondern nur empfangen oder ertasten. So werden Sie das Nervensystem richtig verstehen lernen. - Nervenbefehle werden durch eine komplexe Verkopplungsfolge erzeugt[26]. Ein Beispiel mit Muskeln kann das mit der nervlichen Befehlsgebung verdeutlichen: Obwohl alle Muskeln sich nur zusammenziehen können, sind wir beispielsweise in der Lage unsere Hand auseinanderzuspreizen.

3.5 Mit dem „Kleinen 1x1" berechnet man auch große Summen

Da Sie nun den Kreislauf eines Selbstwahrnehmungsprinzips in stark vereinfachter Form kennengelernt haben, brauche ich Ihnen kaum noch etwas über das komplexere *Binidale* Nervensystem zu erklären. In ihrer Vielheit arbeiten sie nach einem ähnlichen Schema wie vorhin in der Abb. 17 angedeutet. Ich möchte mit diesem Buch keineswegs eine ausführliche Anatomie neuer Art erschaffen, sondern nur ein *binidallogisches* Grundwissen anbieten; Sie sozusagen über ein „Kleines 1x1" zu informieren, mit dem Sie später bei Bedarf das komplizierte Nervensystem selbst berechnen können.

3.6 Weitere Beweise bestätigen die *binidale* Wesenseinheit (neu)

Eine *binidale* Wesenseinheit bestätigt sich ständig selbst mit ihrem Dasein. Wer gerne beobachtet, kann die Paarheit überall sehen. Und weil es so ist, möchte ich jetzt auch auf das Vorhandensein solcher *Binidalitäten* hinweisen, die ich als weitere Beweise hinzuzähle. All das soll meine Entdeckung aus mehreren Perspektiven begründen. Dabei werden Sie erkennen wie

---

[25]Wer das erkennt, wird das heutige neurologische Wissen als veraltet bezeichnen.
[26] Näheres darüber werden Sie später in meinem nächsten Buch erfahren.

es uns ergehen kann, wenn wir etwas erfahren, was wir im tiefsten Innern eigentlich schon immer gewusst haben. Heute, nach dem dieses Buch erschienen ist, werden wahrscheinlich so manche Leser sagen: Das ist doch nichts Neues. Im Grunde genommen haben diejenigen, die so etwas sagen oder denken, Recht: Vom Instinkt, dem Urgedächtnis her, wissen wir mit Sicherheit noch viel mehr. Doch die wenigsten Menschen schaffen es, aus diesem Urwissen, welches von Entwicklungsbeginn an in uns gespeichert ist, etwas heraus zu deuten.

Die folgende sehr einfach erscheinende Beweisführung wird erst zum Ende hin eine neue Bedeutung bekommen, so dass die Leser danach vieles mit anderen Augen sehen werden:

5. Beweis: Die körperliche Fortbewegung (neu)

An der Gangart eines Menschen kann eine Schlussfolgerung zur *Binidalität* gezogen werden:

Beispiel a: Schaukelnder Gang
An einer schaukelnden, schwerfälligen Gehweise mancher älterer Menschen können Sie mit einem geschulten *binidallogischen* Blick erkennen, wie der **Eine** mit seinem Körper den **Anderen** anhebt, ihn zum nächsten Schritt vorschleudert und dann dort absetzt. Auf diese Art wird abwechselnd ein Schritt nach dem anderen getan. So gesehen, kann die hin und her kippende Gangart der **Beiden** etwas belustigend aussehen, ist aber eine zweckmäßige *binidale* Fortbewegung.

Beispiel b: Erschöpfung einer Marathonläuferin
Ein sehr bemerkenswerter Sportvorfall wurde einmal im Fernsehen übertragen. Damals konnten viele Zuschauer miterleben, wie eine Marathonläuferin mit letzter Kraft und voller Verzweiflung ihre total erschöpfte linke Körperseite (ihren linken Körper) mit Gewalt in Richtung des naheliegenden Ziels schleifte. Ihre Gehweise sah dermaßen dramatisch aus, dass man den Eindruck bekam, die Sportlerin habe soeben einen Schlaganfall erlitten.

Welche Folgerungen daraus gezogen werden können, kann ich in wenigen Sätzen beschreiben: Diese Sportlerin war nur einseitig völlig erschöpft. Richtig gesagt: Die linke *Urpartnerin* war vor Schwäche zusammengebrochen, sodass die stärkere **Rechte** sie mit etwa den Worten zum Ziel hinschleppen wollte: „Komm, komm! Mach' nicht schlapp! Wir müssen nur noch ein kleines Stück weiter laufen, dann haben wir's geschafft!". Wenn Sie diesen Fall mit dem davor geschilderten schwerfälligen Menschen vergleichen, werden Sie eine gewisse Ähnlichkeit finden.

6. Beweis: Selbstgespräch? (neu)

Reden manche Frauen oder Männer wirklich mit sich selbst? Das ist eine Frage, die man mit der *Binidallogie* leicht beantworten kann:

Beispiel: Ein Selbstgespräch im Park
Auf einer Parkbank saß ganz allein, sichtlich in ihren Gedanken versunken, eine ältere Frau. Obwohl ich mich nah auf eine schräg gegenüberstehende Bank setzte, nahm sie von mir keinerlei Notiz. Plötzlich hörte ich sie laut reden. Ich dachte schon, sie wolle mich ansprechen. Aber ich merkte schnell, dass dies ein Selbstgespräch war. Aus dieser Plauderei konnte ich deutlich verstehen, dass sie eine Flugreise nach Kanada plante. Das Interessante dabei war aber nicht ihr Gesprächsstoff, sondern das aussagekräftige Mienenspiel der **Beiden**: An deren lebhaft hin und her bewegenden Augen, konnte ich regelrecht sehen, wie sich die **Beiden** abwechselnd schräg ansahen und dabei angeregt **ihre** Gedanken austauschten.
Vielleicht wird jetzt der eine oder andere Leser über meine Sichtweise staunen oder sich womöglich über mich Gedanken machen - was mich nicht überraschen würde. Doch ich kann Ihnen versichern, dass diejenigen, die die *Binidallogie* verstanden haben, eines Tages die gleiche Betrachtungsweise

anwenden[27] und selbst solche „Zweiaugengesprächsfälle" unauffällig beobachten werden. Aber ich gebe Ihnen einen anderen Tipp: Spielen Sie sich selbst einige Male so eine „Zwiegesprächsrolle" vor, und beobachten dabei die Richtungsblicke Ihrer Augen, wie auch die leichte Wendung Ihres Kopfes. Sie werden erkennen, wie sich die **Beiden** abwechselnd schräg über den Nasenrücken schielend **einander** ansehen wollen. Nicht viel anders sieht es aus, wenn jemand gewisse Überlegungen anstellt:

7. Beweis: Die Erstellung eines Gedankens (neu)

Wie will jemand einen Gedanken ausführen, ohne sich selbst eine Frage gestellt zu haben? Jeder Gedankenvorgang besteht aus mindestens einer Frage. Und wenn man sich eine Frage gestellt hat, wer ist es dann, der uns eine Antwort gibt?
Die Entstehung solch eines Gedankenganges hat uns Menschen schon immer interessiert, aber wir haben darauf keine plausible Antwort gefunden. Denn wir konnten den Sinn eines Gedankenverlaufs nicht deuten. Dass dies nicht anderes als ein Gespräch zwischen zwei Wesenseinheiten ist (der **Eine** fragt, der **Andere** antwortet[28])[29](neu), können wir erst dann erkennen, als wir die *Binidalität* erkannt haben. Und weil die Gedankengänge aus Fragen und Antworten zusammensetzen (*binidale* Kommunikation), sollte man da nicht auch bald eine

---

[27] **Wichtiger Hinweis (Warnung!)**: Die Leser sollten sich nicht zu sehr an die *binidale* Betrachtungsweise gewöhnen, da ihnen unter Umständen passieren könnte, dass die übliche Sicht gestört wird oder vielleicht sogar verloren gehen kann; sie würden alle Symmetrischen Lebewesen nur noch als Zweiwesenseinheiten sehen, und das wäre in etwa vergleichbar, als schauten sie sich ständig einen Doppeldruck an.

[28] Die Schlussfolgerung kann auch aus dem davorliegenden Selbstgespräch (6. Beweis) gezogen werden.

[29] (neu) Daraus sollten Sie erkennen, dass aus *binidalen* **Fragen** und **Antworten** Ergebnisse erzielt werden, die bisher als eine geistige Fähigkeit bezeichnet wurden (siehe hierzu auch den folgenden 8. Beweis). – Wie Sie sehen, bietet hier sogar eine Fußnote oft interessante Erkenntnisse, die Seiten füllend sein können: Ein Beispiel: Denkt ein bestimmter Mensch so: (?!), oder konsumiert dieser hauptsächlich die Informationen: (!).

neue Intrpunktionsregel eingeführt werden? Denn wenn nach einer geschriebenen Fragestellung ein Fragezeichen (*?*) gesetzt wird, dann müsste nach einer geschriebenen Antwort ein Ausrufungszeichen (*!*) stehen. Warum das so sein müsste, begründet der *binidale* Gedankengang: Eine gestellte Frage ist ein Minus (- = ?), demzufolge ist eine Antwort ein Plus (+ = !). So ein geschriebener Satz würde nach den neuen Interpunktionsregeln z.B. wie folgt aussehen können:

Interpunktionsbeispiele:

Beispiel a:
„A" fragt „B": „Kommst du mit?" „B" antwortet: „ja!".

Beispiel b:
„A" fragt „B": „Wie komme ich am besten zum Bahnhof?" „B" antwortet: „Gehen sie diese Straße entlang, dann werden sie auf der rechten Seite ein typisches Bahnhofsgebäude erkennen!".

8, Beweis: Woher kommen einem die plötzlichen Einfälle? (neu)

Wir kennen es alle: Ein Problem beschäftigt uns, aber wir können es nicht sofort lösen. Danach befassen wir uns längere Zeit mit etwas anderem, und ganz plötzlich bekommen wir einen Einfall, der die davorliegende Schwierigkeit überraschend einfach aufklärt.
Auf solche Unerklärlichkeiten fanden wir bis heute keine Antworten, aber wer bereits schon etwas von der *Binidalität* verstanden hat, wird sich selbst einiges zusammenreimen können. Auch wird er leicht feststellen, dass in solchen Fällen Anzeichen einer gewissen **Persönlichkeiten**-Spaltung aus *binidaler* Sicht vorzufinden sind. Denn woher sonst bekämen wir derart unerwartete „!-Antworten" oder gar fertige Ideen, wenn nicht von **Ihm**, dem *Urpartner*. Hier könnte man auch, je nach Fall,

von separaten- oder geheimen Gedanken des **Anderen** sprechen.

Spielen wir doch mal zwei solche *binidale* Gedankenverläufe durch:

Beispiel a: Eine unbeantwortete Frage lässt B keine Ruhe
Der **Eine** („A") stellt dem **Anderen** („B") eine Frage. Da „B" nicht sofort eine Antwort parat hat, kümmert sich „A" um andere Dinge und vergisst die an „B" gestellte Frage. Dem „B" aber lässt die nicht beantwortete Frage von „A" solange keine Ruhe, bis eine Antwort oder eine Lösung dazu gefunden wird, und das kann oft sehr lange andauern. „B" kann also über die ungelösten Fragen unermüdlich nachdenken, bis **er** - wer es auch sein mag - eines Tages die richtige „!-Antwort" dazu gefunden/ausgetüftelt hat. Deswegen erscheinen uns solche verspäteten Antworten als plötzliche Einfälle. Genau genommen stammt ein Idee nicht aus einem plötzlichen Gedanken, sondern meist aus einem langwierigen, unmerklichen separaten Denkprozess, der einen gewissen Grad an **Persönlichkeiten**trennung[30] (*Binidenspaltung*) vorweist: Der **Eine** („A") wusste nicht, dass sein anders denkender *Urpartner* („B") so ausdauernd über **seine** einst gestellte Frage nachgrübeln kann, die **er** („A") schon längst vergessen hatte. So gesehen, sprechen solche verzögerten separaten Denkprozesse für eine schöpferische Kraft, wie sie häufig bei Erfindern vorzufinden ist.

Beispiel b: **Einer** der **Beiden** möchte sich verselbständigen:
Es kann aber auch passieren, dass **einer** der **beiden** *Urpartner* von sich aus solche Fragen stellt, die **er** sich ganz heimlich **selbst** beantworten will. In solchen Fällen schleicht **er** sich an die nötigen Informationen des **Anderen** heran und nutzt sie für selbständige Gedankenabläufe aus, ohne dass der **Andere** davon etwas merkt.

---

[30] Der altgeläufige Begriff „**Persönlichkeits**spaltung" kann in der *Binidallogie* nicht mehr so angewandt werden. Dieser muss jetzt richtigerweise pluralisiert und als eine **Persönlichkeiten**spaltung gedeutet werden. Man kann stattdessen auch das Wort *Binidenspaltung* anwenden.

Der folgende Fall ist ein wenig anders geartet: Wenn **einer** der **Beiden** solch verstohlene Denkprozesse für **sich „allein"** vollbringt, übergeht **er** damit mehr oder weniger den **Anderen**, ähnlich wie im Beispiel a der „B"-*Monoide*. Solch eine Vorgehensweise kann schon zu einer ungesunden *Binidalspaltung* führen. Hier kann es bedeuten, dass **einer** von den **Beiden** sich verselbständigen möchte; **einer**, der mit dem **Anderen** nichts mehr zu tun haben will, weil **er** sein Leben mit diesem „**Fremden**" nicht mehr ertragen kann. **Er** hat eventuell die Absicht, sich vom **Anderen** unmerklich zu distanzieren oder sich von **ihm** völlig abzuschalten (**ihm** keine Informationen mehr zu liefern und/oder von **ihm** keine mehr anzunehmen). Das wäre dann eine krankhafte Distanzierung (eine gewollte *Desinterfatalisation*).

9. Beweis: Zwiespalt (*Desinterfatalisations*-Vorgänge) (neu)

Bei plötzlichen Katastrophen, Unglücksereignissen oder sonstigen überraschenden Vorkommnissen verlieren die meisten Betroffenen schnell „ihren Kopf". Panische Ängste oder unerwartete Freuden lassen bei den **Beiden** oft eine ungewollte *Binidalspaltung* (ungewollte *Desinterfatalisation*) entstehen. Wie es zu solchen Abläufen kommen kann, wurde bis heute nicht verstanden. Um ein derartiges Benehmen leichter zu begreifen, können Sie fast immer als Vergleichsmuster die beiden Sträflinge hinzuziehen[31] und sich die folgende Frage stellen: „Wie würden sich die beiden Verketteten in solchem Falle verhalten?".

Beispiel a: Zwiespalt bei Brand
Wer einen Menschen hastig aus einem brennenden Haus mit nach oben auseinandergespreizten Armen herausrennen sieht, erkennt, wie dieser im Zustand der Panik am liebsten in verschiedene Richtungen zugleich fortrennen würde. An so einem Verhalten kann man leicht feststellen, was mit den **Beiden**

---

[31] Siehe 1.14, *Asynchrone Interfatalisation*.

geschieht: In dieser brenzlichen Lage will **keiner** mit dem **Schicksal** des Anderen etwas zu tun haben. Wenn **sie** könnten, würden **Beide** in zwei verschiedene Richtungen davoneilen, wie es vergleichsweise auch die beiden Sträflinge getan hätten. Im Zustand einer lebensbedrohlichen Situation versucht **jeder** für sich einen eigenen Ausweg zu finden; hier vergisst **jeder** den **Anderen**, und das kann für **beide** gefährliche psychische[32] Folgen haben: Es kann dabei eine *ungewollte Desinterfatalisation* entstehen, die sehr lange anhalten kann. Sogar noch schlimmer wird es, wenn der **Eine** nie mehr zum **Anderen** zurückfindet; die alten Nervenverbindungen nicht mehr herstellen kann oder möchte.

Durch die Aufklärung solcher ungewollter *Desinterfatalisationen* werden in erster Linie die Psychologen ihre Profite ziehen. Aber auch die Panikforscher werden nicht zu kurz kommen, denn jetzt können sie, wenn sie die *Binidallogie* zur Hilfe nehmen, den tatsächlichen Grund erfahren, was die Panik verursacht.

Beispiel b: Zwiespalt beim Lottogewinn
Nicht viel anders würde sich die Geschichte von einem Lottogewinner anhören, der plötzlich erfährt, dass er Millionen gewonnen hat. Auch so ein Glücksmensch kann leicht in Verwirrung geraten und ähnlich handeln wie im Brandfall. Solch ein Zwiespalt kann entstehen, weil vor lauter Freude **jeder** mit dem Geld etwas ganz anderes anstellen möchte: Da will der **Eine** alles in Ruhe gut anlegen, der **Andere** dagegen möchte gerne die lang vernachlässigten Wünsche sofort erfüllt sehen. Etwas Überraschendes und Erfreuliches kann also schnell zu einer Meinungsverschiedenheit (ungewollten *Desinterfatalisation*) der **Beiden** führen.

---

[32] Das Wort „Psyche" ist in der *Binidallogie* nicht mehr anwendbar. Doch ich möchte in einigen Fällen den alt eingeführten Begriff noch beibehalten, weil er besser verstanden wird.

Beispiel c: Zwiespalt beim Höhenabsturz

Von einer Erzählung kenne ich einen Fall, der sich folgendermaßen abspielte: Ein Skiläufer musste am eigenen Leib erfahren, wie er beim überfliegen einer kleinen Anhöhe, unter sich keine Schneepiste mehr vorfand, sondern stattdessen eine fast bodenlose Tiefe. Laut seinen Worten überlebte er diesen etwa 30-Meter-Fall nur deshalb, weil die Aufprallstelle ein günstiges Gefälle mit einer dicken Schneedecke hatte. So wurde aus seinem Sturz eine weiche Bremslandung.

Doch das Interessanteste aus seiner Geschichte war, was er während des Absturzes erlebte: Er hatte das Empfinden, als ob sein Körper durch die Mitte entlang gespalten wäre und er dabei auch noch das unheimliche Gefühl hatte, sich selbst bei diesem Sturz beobachtet zu haben.

Auch das ist ein Fall, der den Vorhergehenden Fällen ähnelt: Bei diesem lebensgefährlich erscheinenden Absturz wollte **keiner** mit dem **Schicksal** des **Anderen** zu tun haben; **Jeder** versuchte verzweifelt einen anderen Weg zu finden, und das hat den vorübergehenden *Desinterfatalisationszustand* oder die *Binidalspaltung* ausgelöst.

Beispiel d: Zwiespalt bei Freudenerlebnissen

Nun gibt es Leute, die solche *Desinterfatalisationszustände* regelrecht suchen, weil unter derartigen Bedingungen bekanntlich der Adrenalin-Ausstoß besonders hoch ist[33]. So ist z.B. das Bunji-Jumping für manchen <u>das</u> Erlebnis schlechthin: Bei diesem wenig riskanten Absturz wird eine Lebensgefahr vorgetäuscht. Befragt man diesen Personenkreis, wie sie sich beim Herunterfallen gefühlt haben, bekommt man oft eine ähnliche Schilderung zu hören wie im Beispiel c des abgestürzten Skiläufers.

---

[33] Demnach verursachen Stress, Ängste, Ärger, Leid, u.d.gl. einen gewissen *Desinterfatalisationsdrang*, der für entsprechende Adrenalinausschüttung sorgt. Je höher der Adrenalinausstoß ist, desto intensiver die *Desinterfatalisationskraft*. Dies bewirkt, dass **Einer** die **Gegenseite** mehr oder weniger „von sich drängen" möchte. Eine bemerkenswerte Sucht.

Es ist auffallend, wie sich die geschilderten Beispiele gegenseitig mit ihren Ähnlichkeiten bestätigen. Damit beweisen die **Beiden** ihr vorhandenes Doppelbewusstsein, in der *Binidalität*. Aber es gibt wie bei allen Dingen auch hier einen Gegensatz. Folgerichtig dürften solche *Urpartner* miteinander sehr harmonisch *interfatalisiert* sein und daher kaum einen Drang zur *Desinterfatalisation* besitzen. In solchen Fällen können sie wohl mit weniger Adrenalin auskommen. Ich kann mir vorstellen, dass die Meditation auf einer harmonischen *Interfatalisation* basiert: Vor lauter Gleichklang der **Beiden**, die wie zwei Stimmgabeln gleicher Frequenz schwingen, verlieren sie das Gefühl für **einander** dermaßen, dass sie wahrscheinlich in ein *Monoidal*-Zustand oder in eine *binidale* Kommunikationslosigkeit versinken.

10. Beweis: Ein Verfolgter (neu)

Ist Verfolgungswahn wirklich eine Wahnidee? Ein erzähltes Beispiel: Auf einem freien Feldweg ging ganz allein ein etwa 40-jähriger Mann spazieren. Plötzlich bekam er das Gefühl, verfolgt zu werden. Er wurde ängstlich und ließ seine Schritte immer schneller werden, der Verfolger ebenfalls. Der Mann blieb stehen, der Andere auch. Obwohl dieser eingeschüchterte Mann keinen Menschen weit und breit sehen konnte, spürte er irgendwelche unheimlichen Blicke auf sich gerichtet. Dieses schauderhafte Empfinden begleitete ihn so lange, bis er seine Haustür öffnete, und diese ganz nah hinterrücks zuschlug, um ja keinen mehr rein zulassen. Erst danach konnte er einen erleichternden Seufzer ausstoßen.

Wer mag wohl hinter diesem Mann hergegangen sein: War das nicht sein *Urpartner*, der seit längerem verhohlen die Absicht pflegte, sein zu lästig gewordenes anderes **Ich** womöglich zu verlassen? In diesem Fall muss sich **einer** der **Beiden** heimlich vom **Anderen** distanziert haben, so dass **seine** „Entfernung" spürbar wurde.

Nahezu Identisches passiert auch im Beispiel 11, nur das Alter unterscheidet diese beiden Fälle.

Nebenbei bemerkt: Sind das wirklich so krankhafte Fälle „?"
Diese und andere Fragen, die im Grunde genommen aus solchen wie hier geschilderten Vorkommnissen entstehen, können in Zukunft wesentlich leichter und besser beantwortet werden: Die Diagnose und danach das Heilverfahren werden einfacher.

11. Beweis: Sonderbare Kindheitsängste (neu)

Können Sie sich noch an eine bestimmte Situation aus Ihrer Kindheit erinnern, als z.B. Ihr Vater Sie bat, in den finsteren Hof zu gehen, um dort eine Kleinigkeit zu holen? Oder Sie mussten nachts im dunklen Kinderzimmer bei geschlossener Tür einschlafen? Für mich war es besonders schlimm, wenn ich nachts allein zu Hause bleiben musste: Ich kann mich an einen Fall erinnern, als meine Eltern mich für mehrere Stunden allein ließen, weil sie zu einer Weihnachtsfeier eingeladen waren. Damals bekam ich so große Angst vor dem Alleinsein, dass ich alle Lampen anmachte und mich dann in eine übersichtliche Zimmerecke auf den Boden setzte, um von dort aus alles besser beobachten zu können. Ich spürte ganz deutlich, dass jemand im Raum war. Vor lauter Furcht konnte ich kaum atmen. So saß ich dort solange zusammengekauert, bis ich vor Erschöpfung in dieser Lage einschlief.

Ich kann mich auch noch sehr gut an eine andere Begebenheit erinnern: Mit etwa vier Jahren musste ich in unseren sehr schlecht beleuchteten Keller hinuntergehen, um aus dem Topf einige Gurken zu holen. An jenem Ort fühlte ich ganz eindeutig, dass jemand bei mir war. Selbstverständlich habe ich keinen sehen können, und doch habe ich diesen Unsichtbaren ziemlich hautnahe gespürt. Ich weiß noch genau, wie ich damals vor lauter Angst neben mir einen Atem hörte.

Manche Kinder sind dem *Urpartner* gegenüber so sensibel, dass sie **Ihn** auf Grund eines geringen Frequenzunterschiedes herausfühlen können. Das ist so, weil sie sich an **seine** Gegenwart noch nicht gewöhnt haben. Doch im Laufe der Jahre, auf dem Wege des Erwachsenwerdens, wird solch ein **Beisam-**

mensein vertrauter. Das begründet auch weshalb im Normalfall keiner an einem derartigen **Zusammenleben** etwas Außergewöhnliches erspüren kann.

Mit der *Binidallogie* können heute solche merkwürdigen Erlebnisse erfreulicherweise erklärt werden: „Das ist **Er**, das andere **Ich**; das ist **der, der** uns immerzu sagt, was wir zu tun und zu lassen haben!" Doch derartige Beeinflussungen funktionieren glücklicherweise **beiderseits**. Und das heißt, dass auch **Er** so manches bewirken muss, was **wir Ihm** sagen – das kommt auf Charaktermerkmale des **Einen** oder des **Anderen** an.

12. Beweis: Zwei verschiedene Gesichter

„Er zeigte mir sein zweites Gesicht". Das ist eine Redewendung mit einem wahren Hintergrund. Das beweist uns wieder einmal, dass wir alle im tiefsten Innern schon lange etwas von unserer doppelten Wesenseinheit gewusst haben müssen. Dieses für uns verborgene Urwissen bringt es ab und zu an die Oberfläche. Auch das schnell abwechselnde in beide Augen schauen, wenn wir uns mit einem Menschen unterhalten, hängt mit solchem instinktiven Wissen von der *Binidalität* zusammen: Wir wollen genau sehen, wie die beiden *Monoiden* auf uns reagieren; ob **sie** lügen oder die Wahrheit sagen; ob **sie** uns freundlich oder feindlich gesinnt sind und vieles mehr. Bei solchem Blickwechsel können wir manchmal **zwei** derart verschiedene Gesichter vorfinden, dass **diese** spiegelbildlich gesehen, einander gar nicht ähneln und deswegen auch an ihrer *Urnarbe* kaum zusammenpassen. Eine schiefe Nase oder ein schiefer Mund sind da nur ein Teil der auffallenden Ungleichheiten (s. Abb. 18).

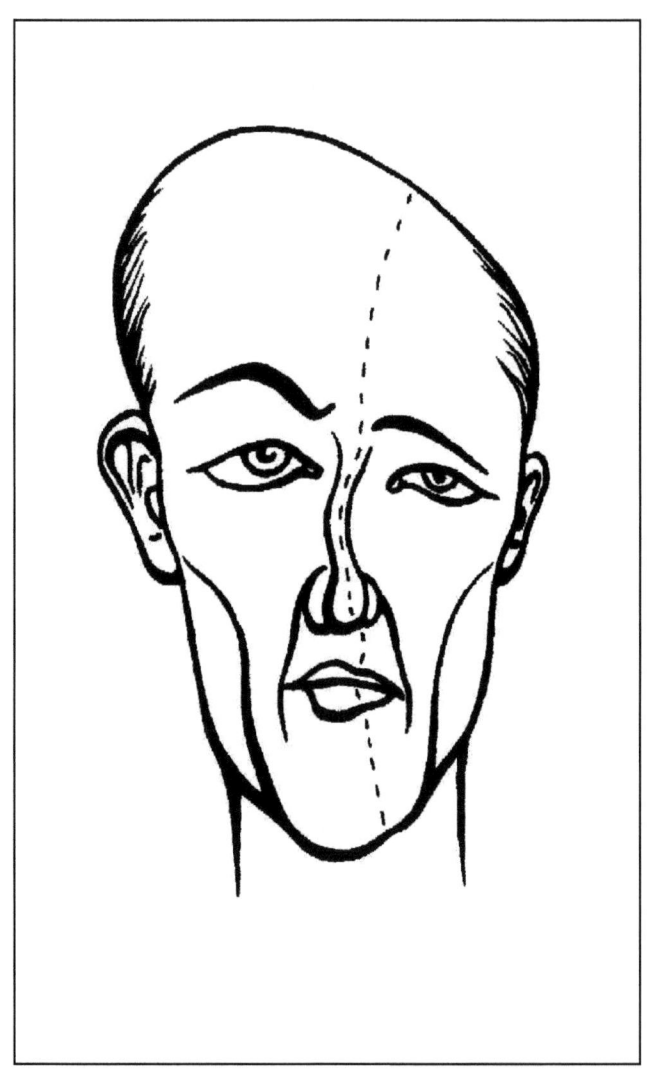

Abb. 18: Die zueinander unpassenden Gesichter

13. Beweis: Besondere Schlafweise (neu)

Beispiel a: Der Halbwach-Halbschlafzustand
Man weiß von Pelztierjägern, Indianern und anderen in freier Natur lebenden Menschen, dass sie über einen besonderen Schlaf verfügen, den wir in der Zivilisation kaum noch benötigen. Wenn diese Naturmenschen in der gefährlichen Wildnis unter freiem Himmel übernachten müssen, können sie sich kaum einen Tiefenschlaf erlauben. Deswegen verwenden sie den Halbschlaf. Das ist eine bekannte Schlafart, die man auch als ein Halbwach-Halbschlafzustand bezeichnet. *Binidallogisch* gesehen ist es ein Wechselschlaf unter den *Monoiden*[34]: In solchem Falle versucht **einer** so lange zu schlafen, bis ihn der **Andere** vielleicht mit dem Gedanken weckt: Wach auf! Ich bin zu müde, ich kann nicht mehr.
Obwohl ich weiß, dass Sie sich den Rest schon selbst zusammengereimt haben, möchte ich zu dieser Ruheart doch noch ein weiteres Beispiel bringen:

Beispiel b: Schlaflose Nacht?
Wenn wir manchmal im Bett stundenlang herumliegen und nicht einschlafen können, uns dabei von einer Seite auf die andere wälzen (**Einer** legt sich auf den **Anderen**), dann denken Sie daran, dass es nicht unbedingt eine Schlaflosigkeit sein muss: **Einer** kann dabei unmerklich eingenickt sein. So gesehen ähnelt dieser Fall dem Beispiel a.

14. Beweis: Geschlechtsbestimmung der *Urpartner* (neu)

Nachdem wir schon lange wissen, dass unser Körper weibliche- und männliche Hormone besitzt, wäre es heute sicherlich ein Beweis dafür, dass die beiden *Urpartner* aus zwei ver-

---

[34] Es ist bekannt, dass es auch Vögel gibt, die beim Fliegen nachts nach derselben Art schlafen.

schiedenen Geschlechtern bestehen. Auch die zweideutigen Genitalienbildungen bei Zwittern (Hermaphroditen) und die hormonellen Störungen (*fehlende* Hormon-Dominanz) bei Transvestiten, dürften eine *Mann-Frau-Binidalität* bestätigen. Demnach könnten wir der **Einen**, der weiblichen Seite und der **Anderen**, der männlichen Seite, einen entsprechenden Namen geben. Wüsste ich, dass die Venen der weiblichen Seite zugeordnet werden könnten, hätte diese Körperseite den Namen „Venus" und die männliche Körperseite den Namen „Aderus" erhalten. Da ich aber den geschlechtlichen Unterschied der **Beiden** bis zu diesem Zeitpunkt im Alleingang nicht mit Sicherheit bestimmen konnte, wäre solch eine Benennung, die vielleicht annehmbar wäre, nur rein zufällig richtig. Aber ich benötige für die zwei spiegelverkehrten *Monoiden* jeweils die richtige Seiten-Benennung. Mit solchen Bezeichnungen wie die rechte oder die linke **Persönlichkeit** oder Betonung mit Fettbuchstaben, sind hier nur Notlösungen für Neues, Unbekannte, die noch namenlos sind. Darum versuche ich, in diesem Buch immer wieder neue sachentsprechende Namen zu finden. Deswegen möchte ich jetzt den **Beiden** einen Namen geben: Lateinisch würde die rechte Seite „dextra" und linke „sinistra" heißen. Also gebe ich den Beiden jeweils einen Namen in etwas abgekürzter Form: *„Dex"* und *„Sin"*[35]. Sollten wir eines Tages sicher herausfinden, wer von den **Beiden** weiblich ist, können wir dieser ein „i" an diesen Namen anhängen, um damit die **eine** oder **andere** Seite zu feminisieren: *Dexi* oder *Sini*.

15. Beweis: Der Todeskampf (neu)

Manche Menschen haben die Beobachtung machen können, wie bei einem Sterbenden genau ab der Mitte der einen und selben „Gesichtshälfte" eine abwechselnde Röte und Blässe auftrat.

---

[35] Dex und Sin sind zusammen gesehen *Biniden*. Betrachtet man sie jedoch *monoidal*, dann kann man sie einzeln benennen.

Vom *binidallogischen* Standpunkt aus gesehen ist das ein To-deskampf, der zwischen den beiden *Urpartnern* ausgetragen wird. Auch in diesem Fall könnte der **Eine** zum **Anderen** Ähnliches gesagt haben, wie die Marathonläuferin in einem davorliegendem Beispiel[36]: „Komm, komm! Geh' noch nicht, lass **mich** ja nicht **allein**! **Ich** helf **dir**...".

Eine kurze Anmerkung dazu: Würden die Menschen so einen **zweifachen** Sterbeablauf gründlich überprüfen und daraus Schlüsse ziehen, dann müssten sich nicht nur die heutigen Philosophen, Ethiker oder Juristen eine neue Meinung über das Leben und den Tod bilden.

Obwohl bis zu dieser Stelle die Beweisführung von der *Binidalspaltung* ausreicht, möchte ich doch noch ein paar weitere gut fundierte Beweise erbringen: Es gibt bereits anerkannte wissenschaftliche Methoden, die Wege aufzeigen, wie man die Existenz von *Dex* und *Sin* sehr deutlich zum Vorschein bringen kann. Solche Experimente sind bereits gemacht worden, aber sie wurden damals nicht unter *binidallogischen* Gesichtspunkten durchgeführt. Die folgenden Forschungsergebnisse von namhaften Wissenschaftlern werden es deutlich vorführen:

16. Beweis: Die Split-Brain-Forschung

Hirnforscher haben damals Beweise erbracht, welche heute die *Binidalität* in uns bestätigen:
In einer wissenschaftlichen Zeitschrift von 1940 wurde ein Experiment an einem Affenhirn beschrieben. Es sollte klären, wie epileptische Krampfentladungen von der einen Hemisphäre zur anderen übergreifen. Damals kam der Autor zu der

---

[36] Siehe 5. Beweis, Beispiel b.

Schlussfolgerung, dass diese nur über den Balken[37] (Corpus callosum) passieren können[38]. Andere Forscher schlossen sich zu der Zeit dieser Meinung an, als sie durch Beobachtung feststellten, dass bei Epileptikern, deren Balken durch eine Tumorbildung beschädigt wurde, weniger Anfälle vorkamen.

Solche Erkenntnisse führten zwangsläufig zu neuen Epilepsiebehandlungen, der Split-Brain-Operation. Nach dieser Methode haben die damaligen Chirurgen bei etwa 20 Patienten den Balken durchtrennt, um deren Leiden abzumildern. Dabei waren die Forscher sehr erstaunt, dass die Patienten nach so einem schwerwiegenden Eingriff – wobei ca. 200 Millionen Nervenfasern durchschnitten wurden –, sich nicht viel anders verhielten als vor der Operation. Manche Wissenschaftler haben daraufhin sogar scherzhafte Äußerungen verbreitet, wie z.B. „Der Balken habe nur eine Funktion: Er hält die beiden Hirnhälften zusammen".

Dazu die *binidallogische* Version:

Mit der Durchtrennung des Balkens haben die Chirurgen den *synchronen Informationsaustausch* zwischen den **beiden** Hemisphären, bzw. **Personen**, unterbrochen oder besser gesagt, zerstört. Doch die **zwei** Hirne behielten dabei ihre *fast* übereinstimmende *Interfatalisation. Fast,* weil solche Verletzungen sich nur in gewissen Situationen bemerkbar machen: **Beide Schicksale** können durch eine *Zeitverschobene Interfatalisation* unidentisch werden (s. 1.8). Das zeigt sehr deutlich

---

[37] *Binidallogische* Definition: Dieser als ein Bund zusammengefasster Strang von Nervenfasern besteht nicht aus einem Strang, sondern aus zwei: Das sind zwei gegeneinander oder entgegengesetzt verlaufende Nervenfaserbahnen, die gemeinsam entsprechende Regionen der linken und rechte Hemisphäre mit Informationen versorgen. Auf diese Weise erhalten *Dex* und *Sin* zueinander eine vollkommen *synchrone Interfatalisation*, mit der sie immer abgestimmte Koordinationsabläufe ausführen können – also, sie keine *zeitverschobene Interfatalisation* erhalten, wie sie aus der Abb. 19, Fig. 3 zu ersehen ist.

[38] (Diese Fußnote ist ein Nachweis) Erickson, T C. Spread of Epileptic Discharge. In: Archives of Neurology and Psychatry 43 (1940) S. 429-452. Siehe Linkes Rechtes Gehirn (Spektrum der Wissenschaft) Seite 18 (Quellen Kapitel 2 unter 1, S. 207).

der kommende 17. Beweis, den ich mit der Entdeckung von Roland Myers und Roger Sperry[39] belege. Zuvor noch eine beachtenswerte Randbemerkung über den Wissenschaftler Roger Sperry: Für seine Forschungen an Split-Brain-Patienten erhielt er 1981 den Nobelpreis.

17. Beweis: Entdeckungen von Myers und Sperry

Das ist hier ein von Wissenschaftlern erbrachter wichtiger Beweis dafür, dass die *Binidalität* und *Monoidalität* von höher entwickelten Lebewesen ihre Richtigkeit haben:
Erst in den frühen fünfziger Jahren kam es zu einer Wende, in dem Myers und Sperry bemerkenswerte Entdeckungen machten: Um das Rätsel dieser Balkenstruktur zu lösen, haben sie bei einer Katze zuerst die Sehbahnkreuzung und ein anderes Mal den Balken durchtrennt. Auf diese Weise konnten sie anhand des visuellen Sinnes neue Erkenntnisse gewinnen[40] (s. Text zu Abb. 19).

Das folgende Experiment zu Abbildung 19:

Figur 1 zeigt das visuelle System der Katze in einer unverletzten Form. Hier werden der Viereck und ein Kreis als Informationen von nur einem nicht abgedeckten Auge aufgenommen, dann über die angeknickten- und überkreuzenden Sehnervbahnen (*Chiasma optikum*) weitergeleitet. Die Projektion der zwei unter-

---

[39] (Diese Fußnote ist ein Nachweis) Myers, R. E. Function of Corpus Callosum in Interocular Transfer. In: Brain 79 (1956) S. 358-363.
Myers, R. E.; Sperry, R.W. Interhemispheric Communication Through the Corpus Collosu. Mnemonic Carry-Over Between the Hemispheres. In: Archivas of Neurology and Psychiatry 80 (1958) S. 298 -303. Siehe auch Linkes Rechtes Gehirn, Kapitel 2, S. 18,47, Split-Brain-Forschung, erschienen bei Spektrum der Wissenschaft in Heidelberg.
[40] (Diese Fußnote ist ein Nachweis) Bogen, J. E. *The OtherSide of the Brain. VII: Some Educational Aspects of Hemispheric Specialization. In: UCLA Edukator*17 (1975) S.24-32. **Siehe auch "Linkes Rechtes Gehirn", Kapitel 2, S. 20 (Abbildungen), Quelle 5, unter Split-Brain-Forschung; erschienen bei „Spektrum der Wissenschaft" in Heidelberg.**

schiedlichen Figuren erfolgt dann auf beiden Hemisphären.

Figur 2. Hier wurden die Sehnervbahnen, welche die visuellen Informationen zu den beiden Hemisphären leiten, genau in der Mitte ihrer Kreuzung durchtrennt. Auf diese Weise konnte die eine Hemisphäre, auf dessen Seite das Auge abgedeckt war, keine direkten Informationen mehr empfangen. Obwohl die direkten Informationen gesperrt waren, konnten die fehlenden Bilder auf indirektem Wege über den Balken geholt werden. Auf diese Weise haben beide Hemisphären ihr Sehvermögen ausgleichen können.

Figur 3. Mit solch einer experimentellen Durchtrennung der überkreuzliegenden Sehnervbahn und dazu noch des Balkens, wurde eine ziemlich radikale Visual-Isolierung der beiden Hemisphären erzielt. Als man in diesem Falle auch noch das Auge von D abdeckte, entstand für die Katze zwangsläufig eine einseitige Blindheit.

Obwohl die Katze nur ein offenes Auge zur Bewältigung ihrer Testaufgaben hatte, konnte sie alle gut lösen. Als aber abwechselnd ihr anderes Auge abgedeckt wurde, musste sie dieselben Testaufgaben, die sie zuvor schon gelöst hatte, wieder mühsam neu erlernen. So konnten Myers und Sperry herausfinden, dass die Informationen, die in die eine Gehirnhälfte gelangt sind und dort verarbeitet wurden, auch dort verblieben[41].

Nun wollen wir mal diesen 3. Fall von der *binidallogischen* Seite betrachten:

---

[41] Genau an der Stelle hätten Myers und Sperry damals erkennen können, dass bei diesem Experiment die **zwei** voneinander getrennten, spiegelverkehrten **Persönlichkeiten** (zwei Katzen oder zwei *Monoiden*) zum Vorschein kommen.

Im Fall 3 war die *Dex*- und *Sin*-Katze durch die Abdeckung eines Auges für eine gewisse Zeit *desinterfatalisiert*. Also wurde ihnen für die Dauer des Experiments die Möglichkeit eines *Informationsausgleiches* zur *Totalen Interfatalisation* genommen. Durch die zweimalige Testaufgabe und der wechselseitigen Augenabdeckung, die zu verschiedenen Zeiten stattfanden, entstand zwischen *Dex* und *Sin* eine *Synchrone zeitversetzte Interfatalisation* wie sie im Kapitel 1.8 ähnlich beschrieben wurden. Damit wird auch mit diesem Beispiel unanfechtbar die zweifache *Monoidalität* der *binidalen* Katze auf wissenschaftlichem Wege bewiesen: In diesem Testverfahren haben **Beide** Person (**jede** Katze) ihre Aufgaben separat zu verschiedenen Zeiten erlernen müssen. Daher sind die Informationen, die in das Gehirn der einen Person gelangten und dort verarbeitet wurden, auch in derjenigen Person geblieben. Würden aber die Nervenstränge über den Balken unverletzt zum Urpartner gelangen, dann wäre eine *zeitgleiche*- oder *Synchrone Interfatalisation* entstanden, und eine derartige Informations-Isolierung verhindert worden. Was wiederum den davorliegenden Fall, Fig. 2 ergäbe.

Jetzt bin ich mir sicher, dass Sie, liebe Leser, *das* Experiment von solchen namhaften Forschern so gut verstanden haben, dass Sie in Zukunft die *Binidalität* oder *Monoidalität* an verschiedenen Wesensarten anerkennen werden.

18. Beweis: Der Wada-Test

Mit dieser Testmethode versucht der Neurochirurg einen Tag vor der Hirnoperation eine der beiden Hemisphären im Gehirn des Patienten für eine gewisse Zeit vorsichtig zu anästhesieren. Er stellt damit fest, ob sein Sprachzentrum auf der rechten oder linken Hirnseite liegt.

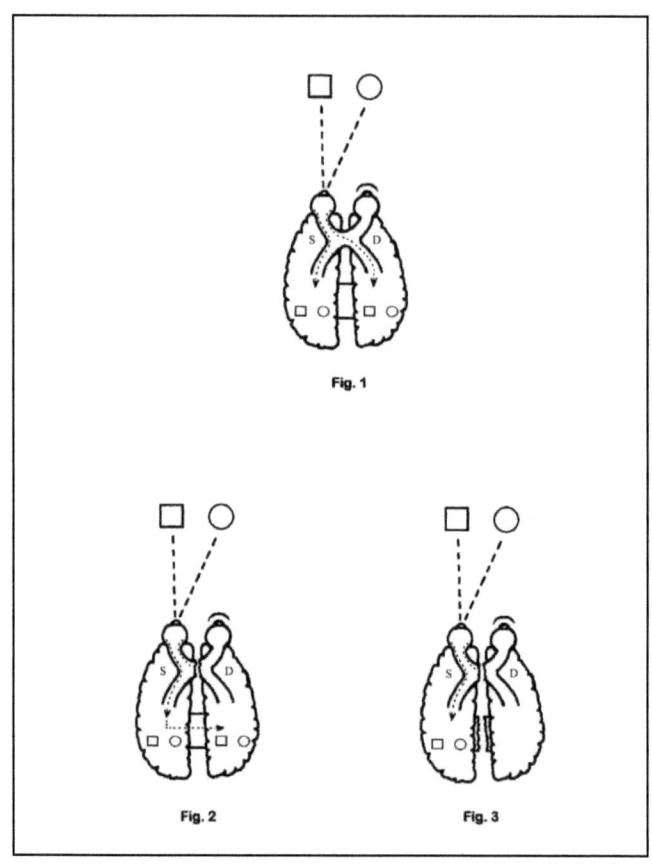

Abb. 19: Das Split-Brain-Experiment an einer Katze

Text zu Abb. 19: Diese Abbildungen bringen den end-
gültigen Beweis für die vorhandene *Binidalität* in „einer
Katze" (es erklärt die zwei Personen mit eigenen Gehirnen, die nur durch die *Interfatalisation* , synchron ablaufen können).

90

Diesen Wada-Test möchte ich hier nur erwähnen, damit die Neurologen, Psychiater und andere Mediziner daraus ihre eigenen Schlüsse ziehen können, wenn sie den Bericht über den Wada-Test[42] direkt dort gelesen haben, wo dieses Experiment beschrieben steht. Auch können sie im dortigen Artikel feststellen, wie bei dem getesteten Patienten die damals noch nicht bekannte *Monoidalität* zum Vorschein kam. Erstaunlich aus heutiger Sicht, dass auch diesen Forschern beim Test die *Monoidalität* nicht aufgefallen ist, als sie die Hirnsphäre des **Einen** mit einer Art Schlafmittel zum Teil lähmten.

Zurück zu binidallogischen Erkenntnissen:

3.7 Der unheimliche „FREMDE" (neu)

Wer hätte gedacht, dass wir seit jeher einen so unglaublich nahen Verwandten haben. Er ist mit uns noch näher verwandt, als es die eineiigen Zwillinge zueinander sind. Mit solch einem Spiegelverkehrten-Doppelgänger sind wir ein ganzes Leben lang ununterbrochen zusammen und erleben mit **ihm** ein völlig identisches Paralleldasein. Anders gesagt: **Dieser**, ein uns völlig „Fremder", erlebt alles genau dasselbe wie wir. **Sein** Leben gleicht unserem so sehr, dass wir deswegen **seine** ständige Gegenwart nicht mehr wahrnehmen können. Von solch **Einem** eine Kenntnis zu haben, kann schon eine unheimliche Vorstellung auslösen. Und wenn man überlegt, dass dieser ständig **Gegenwärtige** auch noch unser Schicksal in **seine** Hände nehmen, und es zum Guten oder Schlechten hinlenken kann, dann könnte dieser Gedanke so manche Leser sehr beunruhigen. Vor allem das Wissen darüber, dass wir von Geburt an niemals allein waren und es bis zum Tode nicht sein werden. Das ist für uns eine überraschende Erkenntnis, für die

---

[42] (Diese Fußnote ist ein Nachweis) Wada, J. A.; Rasmussen, T Intracarotid Injection of Sodium Amytal for the Lateralization of Cerebral Speech Dominance: Experimental and Clinical Observations. In: Journal of Neurosurgery 17 (1960) S. 266-282. Siehe LINKES RECHTES GEHIRN (Spektrum der Wissenschaft) Seite 15 (Quellen Kapitel 1, 21, S. 207).

man eine längere Gewöhnungszeit benötigt. Kein Wunder, dass wir alle glauben mussten, Bewusstsein ist unerforschbar. Was wir außerdem noch über **Ihn** wissen sollten, ist, dass dieser „Fremde" im Normalfall als bester Freund uns immer zur Seite steht, aufpasst und wie kein anderer hilft. Zugleich aber ist **Er** unser beobachtendes Gewissen, das beispielsweise plagend zu uns sagen kann: „Was **du** angestellt hast, ist etwas ganz Schlimmes". Bedenke man anderseits, dass wir **Ihn** ständig betasten, um uns selbst zu begreifen, dann dürfte **Er** uns doch eigentlich gar nicht so fremd sein. Oder???

Genau genommen haben wir schon immer gewusst, dass es jemanden gibt, der uns beisteht. Darum hatten wir oft ein Bedürfnis gehabt, an etwas uns Unbekanntes glauben zu müssen. Wie **Dieser** aber genau aussah, wussten wir natürlich nicht. Doch eines ist jetzt sicher: **Ihn** gibt es in jeder *Binidenform*.

3.8 Ein weiterer möglicher Beweis

19. Beweis: Ist die Doppel-Helix *binidal*?

Wer noch einen genetischen Beweis haben möchte, sollte sich die Ergebnisse aus der Genforschung einholen. Dort können Sie in wissenschaftlichen Berichten einiges über die Doppel-Helix (Abb. 20, Fig. 2) erfahren. Aber es wird selbstverständlich noch nicht nach *binidallogischen* Gesichtspunkten geschrieben. Aus deren Schilderungen kann man aber herauslesen, dass die Doppel-Helix nur in höher entwickelten Lebewesen zu finden ist. Demnach müssten die niederen Kleintiere, also die Einzeller, das einfache DNS-Molekül haben (Abb. 20, Fig. 1). Die unterschiedlichen Spiralformen könnten nach meiner Meinung durch die *Monoidalität* und *Binidalität* entstehen: Wenn die asymmetrische Doppel-Helix zu den höheren Tieren gehört, dann müsste folgerichtig das Symmetrische DNS-Molekül dem niederen Getier (Einzellern) zugeschrieben werden. So gesehen, könnten die symmetrischen DNS-Paare durch die Mutation zur *Binidalität* in den **beiden** *asymmetrischen Monoidalkörpern* deformiert (*binidal* verzerrt/verwachsen)

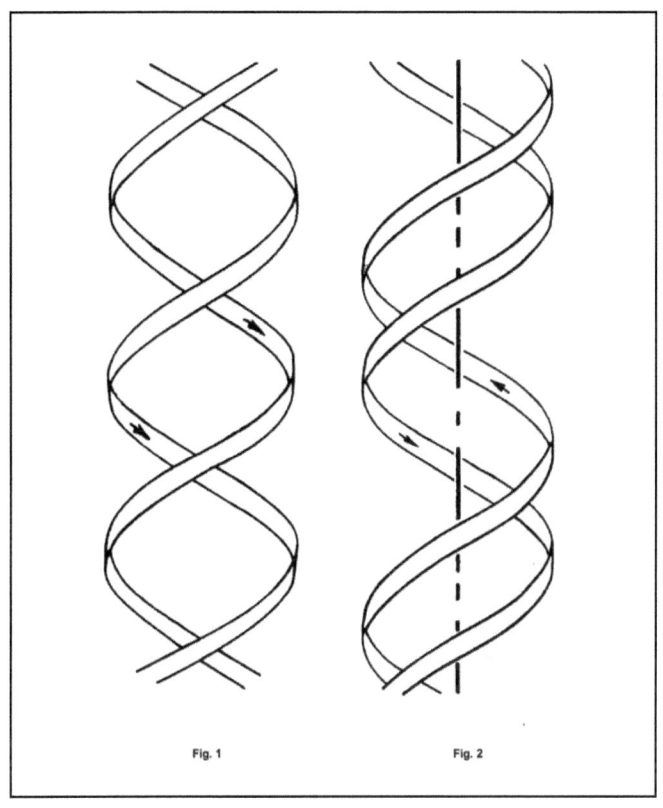

Abb. 20: DNS-Molekül und Doppel-Helix

Text zu Abb. 20: Fig. 1. Ein DNS-Molekül, das bei niederen Tieren vorzufinden ist. Ihre Basenpaare sind symmetrisch nach dem Gleich-mit-Gleich-Prinzip angeordnet.

Fig. 2. Die Doppel-Helix ist nur bei höheren Tieren vorhanden. Durch ihre Asymmetrie gleicht sie einer Wendeltreppe.

worden sein. Die Richtung der Pfeile in den Abbildungen würde dafür sprechen. Ich bin davon überzeugt, dass in der Doppel-Helix ein zusätzlicher Beweis zur *Binidalität* erbracht werden kann. - Die *binidallogisch* bewanderten Genetiker werden sicherlich bald die richtigen Antworten dazu herausfinden.

3.9 Fragen, die durch die *Binidalität* entstehen

Was wir durch die *Binidalität* erfahren haben, lässt zwangsläufig neue Fragen entstehen, die ich nur durch die zwei folgenden Beispiele beantworten möchte:

a) Eine neue Anredeform?
Wie wollen Sie jetzt Ihren Freund wissentlich anreden, nach dem Sie über die *Binidalität* erfahren haben. Was meinen Sie wohl, was endlich richtig sein könnte: Die Anrede du, sie oder ihr? Dein oder euer? Dir oder euch usw.? Ja, und wie wollen Sie sich demnächst selbst anreden oder sich jemandem vorstellen? Ein Tipp von mir: Wir belassen es so lange wie möglich beim Alten.

b) Bin ich *Dex* oder *Sin*? - Ein wichtiger Hinweis!
Auch hier sollten wir möglichst alles beim Bisherigen belassen. Es würde uns bestimmt keinerlei Vorteile bringen, wenn wir den **Einen** oder den **Anderen** in uns erkennen oder erfühlen könnten. *Dex* und *Sin* haben sich in uns durch eine harmonische Körperfrequenz tarnen können[43], damit wir richtigerweise keinen der **Beiden** wahrnehmen. Wer unbedingt über solche Erkenntnisse und deren Auswirkungen etwas erfahren möchte, der sollte besser so lange warten, bis aus *binidallo-*

---

[43] Erst durch eine ungleiche Körperfrequenz (desharmonische Körperfrequenz, (vergleichbar mit einem falschen Akkord)) könnten sie sich wechselseitig wahrnehmen. Dies hätte zur Folge, dass sich *Dex* und *Sin* gegenseitig wie ein Fremdkörperimplantat abstoßen würden; sie könnten eventuell an ihrer *Urnarbe* zu eitern beginnen oder Ähnliches hervorrufen wie Hasenscharten, Gaumenspalten o.ä.

gischen Wissenssparten neue Forschungsergebnisse vorliegen. Sich selbst zu diesem allernächsten Verwandten hin zu trainieren, um eventuell **ihn** an **sich selbst** oder wie auch immer, erkennen zu wollen, sollte man in jedem Falle unterlassen! Oder haben Sie das abnorme Verlangen sich wie die „zwei Sträflinge in Ketten" zu fühlen?

3.10 Durch die *Binidalität* entstand die lebendige Symmetrie (neu)

Das organische Material hat zur eigenen Weiterentwicklung die *Binidalität* benötigt. Denn eine Spiegelbild-Paarung brachte die *totale Interfatalisation* und damit die Möglichkeit, die eigenen Körper wahrzunehmen und sie weiter aufzubauen. Mit dieser gelungenen Symmetrie-Form konnte das Leben das Bewusstsein erfahren und damit sich selbst nach und nach bis zur hohen Intelligenz weiterentwickeln. Jetzt können wir davon ausgehen, dass sich hinter jeder lebendigen Symmetrie eine „sich selbst wahrnehmende" Spezies verborgen ist. Auch für die Pflanzensymmetrie kann dies gelten, aber das möchte ich den Botanikern überlassen, die nach *binidallogischen* Gesichtspunkten vielleicht zu ähnlichen Erkenntnissen gelangen können und dann darüber berichten.

3.11 Der menschliche Forschungsdrang zu Zwillingsschicksalen (neu)

Der innerer Drang des Menschen, etwas über Zwillingsschicksale[44] zu erfahren, die miteinander möglichst identisch sein sollten, kommt nicht von ungefähr, weil wir schon immer diesen Urtrieb in uns hatten. Hier spielte mit Sicherheit das gewisse *Zwillingshafte* in uns, welches zu uns sagt: „Du hast einen schicksalsidentischen Zwilling!". Bedenken wir dabei, wer die **Beiden** sind, dann werden wir zu der Schlussfolgerung kommen, dass auch *Dex* und *Sin* eine Art Zwillinge sind -

---

[44] Bei getrennt lebenden Zwillingen wäre eine Schicksalsidentität vielleicht mit einer *Zwillings-Tele-Interfatalisation* erreichbar, wenn es sie gäbe.

wenn auch in spiegelbildlicher Form. Ebenso sind deren **beide Schicksale** mit absoluter Sicherheit identisch. Schicksalsübereinstimmungen entstehen nur durch eine *totale Interfatalisation*. Von solch einem Standpunkt aus gesehen, brauchen wir kaum eine Identitätsforschung bei Zwillingen, weil nicht einmal ein Klonpaar an verschiedenen Standorten eine Schicksalsgleichheit erreichen könnte: Dazu fehlt ihnen eine *Interfatalisation*.

3.12 Welche Nutzen kann uns das *Binidalitätswissen* bescheren?

Sobald sich die *Binidallogie* als Allgemeinwissen etabliert hat, werden die Humoristen denkbar schnell diesen neuen Stoff aufgreifen und darüber humorvolle Geschichten schreiben. Auch die Schriftsteller von Science-Fiction-Romanen können den neuen Trend nicht übersehen und schließen sich diesen an. Dabei dürfen wir die Künstler nicht vergessen, denn sie suchen Derartiges, um unsere Kultur zusätzlich mit schönen und hässlichen *binidalen* oder *monoidalen* Werken zu bereichern. Und viele weitere Berufszweige werden hieraus ihre Erzeugnisse innovieren können. Vor allem aber wird das Gesundheitswesen mit diesem übergeordneten Wissen profitieren. Kurz: *Binidallogie* wird unübersehbar viele Veränderungen nach sich ziehen, indem sie wie ein Universalschlüssel fast alle Türen zu verschiedenen Wissenszweigen öffnet und dort den Weg für weitere Nutzung aufzeigt.

Noch einiges über die *Binidalität*:

3.13 Die *Binidalität* muss jetzt unbedingt erkannt werden!

Für ein besseres Verständnis habe ich **zwei Gesichter** von **linken** und **rechten** Menschen gezeichnet. Die Abbildung 10 und 18 sollen zeigen, wie sich *Dex* und *Sin* „aneinanderschmiegen" und uns vortäuschen, nur eine Person zu sein. Ob wir uns nun in so einer Zweimal-*Monoidal*-Ausführung gefallen oder nicht, die spiegelbildlichen Zwillinge werden wir so akzeptieren müssen. Wenn Sie also demnächst einige Menschen oder irgendwelche Tiere genauer anschauen, müssten Sie, meiner Erfahrung nach, die *Binidalität* von Mal zu Mal immer deutlicher erkennen.

3.14 Ein Wissenschaftler erahnte die Zeit dieser Enträtselung

Als Leser dieses Buches sollten Sie auch noch erfahren, dass so mancher Wissenschaftler über unsere Selbstwahrnehmung nachdachte, aber dazu keine plausiblen Antworten fand. So hat z.B. der verstorbene Verhaltensforscher und Nobelpreisträger Professor Konrad Lorenz in einer Fernsehreportage auf die Frage eines Reporters, der etwas über die geheimnisvolle Funktion des Bewusstseins erfahren wollte, in etwa folgendes geantwortet: „Das Problem liegt im Parallelismus, und wir liegen in der Zeit dieses zu lösen." Dieser hochdekorierte Forscher hatte es vorausgesehen!

3.15 Wieso ist das Naheliegende stets so fern?

Drängen sich nicht auch bei Ihnen solche Fragen auf, wie auch ich sie mir oft gestellt habe: Wie konnte es dazu kommen, dass wir alle so unglaublich lange Zeit von den „Zwei Seelen" in unserer Brust „wussten", uns jeden Tag diese **Zwei** deutlich im Spiegel betrachten konnten, aber **sie** nicht richtig sahen? Wir haben seit langem ausreichende Forschungsergebnisse vorliegen, die uns Antworten darauf gaben. Warum haben wir sie nicht nutzen können? War das vielleicht die Furcht vor der Selbsterkenntnis?

Es scheint aber vielmehr so zu sein, dass, je näher eine Sache vor uns liegt, desto weiter entfernt suchen wir sie. Warum das so ist, lässt sich folgendermaßen begründen: Schon immer gewöhnten wir uns schnell an all die Dinge, die uns tagtäglich umgeben. Je vertrauter sie uns werden, desto weniger schenken wir ihnen unsere Aufmerksamkeit. Und das ist es, was unseren Verstand zum Abstumpfen bringt. Demnach war uns die *Binidalität* all zu vertraut. Aber was soll's. Wir haben das

„Naheliegende", welches so „fern" lag, gefunden! Auch dürften jetzt ausreichend Beweise dafür erbracht worden sein, dass es nichts geben kann, worauf man keine Antwort findet. Das aber können bekanntlich am besten diejenigen erbringen, die berufsfremd sind und deshalb keine Fachblindheit besitzen. Entdecker zu sein ist demnach nicht immer ein Privileg der Fachleute.

3.16 Dank fundierter Beweise

Die Neuro-Wissenschaften haben unabsichtlich genügend Vorarbeit für meine *binidallogische* Sache geleistet und sie damit fundiert. Ich danke all denen!

3.17 Wie lebe ich als Entdecker mit dem *Binidalitätswissen*?

Inzwischen habe ich mich an diese *binidale* Tatsache gewöhnt, sodass ich sagen kann: **Wir** fühlen **uns** zusammen sehr wohl, denn das neue Grundwissen darüber, wie man gebaut ist, macht einen sicher. Schlechthin zu erkennen, dass ich nie allein bin, und dass mein *Urpartner* mir in allen Notfällen beisteht, wie es kein Freund je tun könnte, beruhigt mich und macht mich belastbarer. Außerdem ist es für mich ein großes Vergnügen, Dinge zu sehen, die für andere unsichtbar sind.
Natürlich brachte mir das *binidallogische* Wissen auch einige unangenehme Erlebnisse mit: Z.B. als ich meine Kenntnisse gewissen Forschern für Robotik anbot. Ohne den Kern der Sache zu verraten, sagte man mir dort kurz: „Sie müssen mit einem derartigen Wissen nach Japan, denn dort sind sie an so etwas interessiert." Aber auch andere Firmen in Deutschland, die an einem derartigen Know-how interessiert sein müssten, lehnten durchweg, ohne geringste Neugier, meine bereits ausgereiften Erkenntnisse ab. Erfahrungsgemäß weiß ich, dass mit solchen Enttäuschungen fast jeder Erfinder und Entdecker zu leben hat; aber eine derartige Interessenlosigkeit an einem Wissen, an dem die Firmen selbst erfolglos forschen, konnte ich nicht fassen. Daraufhin habe ich mein Vorhaben, mit einer

Firma gemeinsam *binidallogische* Patente zu entwickeln, fallen gelassen. Auch meine Entdeckungen wollte ich damals nicht mehr veröffentlichen. Dafür gönnte ich mir etwa zehn Jahre lang das Vergnügen, ohne Ärger zu leben und dabei den neurowissenschaftlichen Stillstand anderer traurig zu belächeln. Es fiel mir aber auch sehr schwer zuzuhören, wie unsere namhaften Hirnforscher bei Fachgesprächen danebenlagen. - Wenn ich die Neurologie hätte studieren müssen, wüsste ich heute, dass ich mich ähnlich verhalten würde, und die *binidallogischen* Entdeckungen wären von mir dann bestimmt nie gemacht worden. Es Ist das konventionelle (!)-Wissen, das uns immer in eine Sackgasse führt.

Erst im Jahre 2009 entschloss ich mich wieder, meine *binidallogischen* Kenntnisse wenigstens zum Teil[45] der Allgemeinheit zukommen zu lassen, um erst einmal zu sehen wie meine Sache aufgenommen wird. - Vor meiner ersten Auflage lehnten viele Verleger mein Werk ungelesen mit den üblichen Floskeln ab.

3.18 *Binidallogie* bringt uns mehr Respekt vor dem Leben bei

Das *binidallogische* Wissen hat mir etwas Besonderes beigebracht: Ich habe noch mehr Respekt vor dem Leben, weil ich jetzt weiß, wo die Selbstwahrnehmung und/oder das Bewusstsein beim Lebewesen beginnt. Außerdem kann ich die Anzahl der **Persönlichkeiten** erkennen, die mindestens eine zweifache Ausführung haben; die *binidal* sind. Diese Zusammensetzung beantwortet auch endlich die von Menschen meist sehr überheblich gestellte Frage, „ob Tiere überhaupt ein Bewusstsein haben und ob sie denken können?[46]" (s. Kapitel 3.6, 7. Beweis: Die Erstellung eines Gedankens).

---

[45] Zum Teil, weil in der Wissenschaft alles seine Richtigkeit haben muss, suche ich nach unumstößlichen Beweisen für weitere sensationelle Dinge, die nirgends bekannt sind.

[46] Neue Erkenntnis: Die vorhandene Denkfähigkeit jedes *binidalen* Lebewesens ist von deren Entwicklungsstufe, -Richtung und -Bedarf abhängig.

Und nun zu dem davor absichtlich gewählten Wort „mindestens": Sie werden bald sehen, dass die meisten Kreaturen, je nach ihrer Entwicklungsrichtung, eine *binidale* Vielheit verkörpern. Im kommenden 4. Kapitel werde ich Ihnen solch eine Zusammensetzung vorführen.

Kapitel 4

4.0 Vereinigung von weiteren *binidalen* **Persönlichkeiten** (neu)

Nun haben Sie die ersten Schritte zur *Binidallogie* gemacht und sich hoffentlich an die Existenz Ihres *Urpartners* so gewöhnt, dass Sie jetzt zu weiteren wichtigen Erkenntnissen übergehen können. Auch diese Arbeiten zählen zu meinen Entdeckungen und bilden gleichermaßen Neuland für alle. Was Sie bisher über die *Binidalität* erfuhren, war nur eine vorsichtige Einführung in eine fremd erscheinende Lebensform, die hier noch mehr unbekannte Fakten enthüllen wird. An dieser Stelle möchte ich Sie an den einen Satz im Kapitel 1.4, Beispiel a erinnern, der da lautete: **„Würde man zu diesem Experiment noch weitere Personen an den Handgelenken hinzu binden, ergäbe es im Prinzip dieselbe übergeordnete Einheit/Ganzheit".** Diese wiederholten Zeilen sagen bereits die Art des kommenden Themas an. Sie werden gleich erfahren, wie noch weitere Zusammenschlüsse von notwendigen *Urpartnerschaften* entstanden, die gemeinsam eine bestimmte Formation von unterschiedlichen *Sinnesspezialisten* darstellen.

4.1 Zusammenschluss von *spezifisch unterschiedlichen Biniden* (neu)

Ab hier werden sich zu den bereits genannten *Binden* noch andere hinzugesellen, und Ihnen damit einen weiteren interessanten Entwicklungsschritt vorstellen. Wahrscheinlich wird auch diese Feststellung so manchen Leser in Aufregung versetzen. Doch mich stören solche Emotionen nicht, weil ich die folgende Meinung vertrete: „Die Pflanzen, die Menschen und andere Lebewesen sind nicht auf die Weise entstanden, wie wir sie uns alle gerne vorstellen wollen, sondern so, wie es das Entwicklungsgesetz vorschreibt." Danach werden alle auch diese Vielheitskreation, die ich *Polybiniden* nenne, akzeptieren. Hier sollen Sie nach und nach erkennen, dass wir aus einer Vielzahl von hinter- und/oder nebeneinander gereihten *spe-*

zifisch unterschiedlichen *Binden* bestehen. Aber solche *Sinnesbinden* können erst dann ihre genaue Zuordnung finden, wenn die zukünftigen Neurologen das ganze Nervensystem fachgerecht nach *binidallogischen* Gesichtspunkten in seine Bestandteile schematisch zerlegen. Denn die derzeitige Nervenbenennung, wie auch deren Organisation, ist sehr verwirrend und entspricht nicht den *binidallogischen* Erkenntnissen. Derartige Ungenauigkeiten können wie bisher leicht zu den bekannten Denkfehlern führen, die sich sehr lange hartnäckig halten können.

4.2 Zweck eines *polybinidalen* Zusammenschlusses

So ähnlich wie die Spezialisten am OP-Tisch jeder für sich eine andere Aufgabe bewältigt (Kapitel 1.10), so können auch die *Polybiniden* spezifisch unterschiedliche Tätigkeiten zugleich ausführen. Eine derartige Zusammenarbeit ist nur im Zustand der *asynchron gemischten Interfatalisation* möglich. Dazu ein Beispiel: Ein gut gelaunter italienischer Koch, der singend in der duftenden Küche mit dem Messer ganz schnell einige Kräuter zerhackt, und dabei auch noch auf verschiedene andere Dinge achtet. Das alles könnten doch zwei entgegengesetzte *Monoiden*, die zusammen einen *Binden* darstellen, gar nicht ausüben. Hierbei sollte man bedenken, dass jeder *Binide* nur einen einzigen Sinn besitzt. Wer einen so leicht arbeitenden Menschen wie diesen Koch beobachtet hat, der wird recht bald zu der Überzeugung gelangen, dass solch mehrfachspezifische Funktionsabläufe nur von einer *polybinidalen* Einheit bewältigt werden können. Führen wir uns doch mal in groben Zügen vor, wie viel spezifische Sinne bei dem Koch während dieser kurzen Szene mitwirkten:

a) Er zerhackte schnell die Kräuter: Hier spielte der visuelle Sinn eine Rolle, der auf vieles achten musste, wobei der motorische und der Tastsinn auch mit einbezogen waren, als sie mit dem Messer gemeinsam einen flotten Hackvorgang ausführten.

b) Er konnte verschiedene Düfte wahrnehmen: Das bedeutet, der Geruchsinn war auch mit dabei.

c) Er hat gesungen: Das heißt, dass hier auch der Gehörsinn in beiläufiger Weise mitwirkte.

Zählt man nun die Sinne zusammen, ergeben sie die Summe Fünf. Nun braucht sich keiner mehr zu wundern, weshalb die einsinnigen *Monoiden* und/oder *Biniden* einst mit anderen Sinnesspezialisten Symbiosepartnerschaften eingingen, von denen jeder genauso nur einen Aufgabenbereich bewältigen konnten. Die lebende Materie hat schon zu Entwicklungsbeginn herausgefunden, dass sich in solch einer vielseitig zusammengesetzten *Interfatalisationsgemeinschaft*, wo keiner den anderen erfühlen kann, gut leben lässt. Sollte also jemand die Anzahl der Sinnesbinden aus irgendeiner Wesenseinheit, wie z.B. bei den Insekten, herausfinden wollen, dann muss der- oder diejenige zuerst die sichtbaren Sinne ergründen. Dazu sollte man allerdings noch wissen, was zu den verborgenen Sinnen gehört: Das sind z.B. das *binidale* Herz mit dem gesamten Blutkreislauf[47]; die Lymphen, welche unmerklich ihr Eigenleben führen, und andere. Nun können Sie, liebe Leser, mit Ihren derzeitigen *binidallogischen* Kenntnissen selbst feststellen, dass ein Regenwurm geringere Anzahl von *Sinnesbinden* aufweist, als beispielsweise eine Blindschleiche, die eine ähnliche Gestalt und Größe zeigt. Sie brauchen sich nur an das Beispiel im Kapitel 1.10 „*Asynchrone Interfatalisationsbeispiele* mit dem OP-Team" zu erinnern oder noch einmal diesen

---

[47] Wie bereits erwähnt, wurde das Herz einst als eine Art Fremdarbeiter zum gegenseitigen Nutzen eingefangen. Nun sollen Sie auch noch erfahren, dass z. B. das *binidale* Herz einen eigenen Sinn haben muss - ich nehme an, dass dieser im Sinusknoten sitzt: Es ist ein spezifischer Sinn, der nur die Pumptätigkeit kennt. Deswegen kann ein herausoperiertes Herz auch außerhalb des Körpers als selbstständiges Organ eine Zeitlang in einer Flüssigkeit pumpend weiterleben.

Absatz durchlesen, dann werden Sie den Unterschied[48] zwischen den beiden genannten Tieren selbst gut beurteilen können. Deswegen möchte ich zu solchen Vielheiten hier nur Weniges beschreiben.

4.3 *Polybiniden*, eine Symbiose-Gemeinschaft (neu)

Obwohl die *Polybiniden* mit ihren unterschiedlichen Sinnen miteinander kooperativ ihre spezifischen Tätigkeiten ausüben, haben alle das Gefühl, sie seien *monoidal*. Sie merken also auch in dieser Vielheit nicht, dass mit ihnen noch andere *Monoiden* oder *Binden* anwesend sind. Das Empfinden, *monoidal* zu sein, ist nötig, denn nur so können sie alle, ohne sich gegenseitig zu stören, ihren interdisziplinären Aufgaben gemeinsam wie ein OP-Team im *interfatalen* Zustand erfüllen: So kümmert sich zum Beispiel der *Geruchsbinde* nur um die verschiedenen Gerüche; der *Visualbinide* nur um das Gesichtete usw. In so einer ausgeklügelten Symbiosegemeinschaft erreichen die *polybinidal* verbundenen *Sinnespersonen* die bestmögliche Rationalität. Das ist eine phantastische Organisationsform, die uns mit ihrer Interdisziplinarität etwas sehr Nachahmenswertes vorweist. Eine derartige Aneinanderformierung von so unterschiedlichen *Sinnesbinden* muss man sich zuerst einmal richtig vorstellen können: Das würde bedeuten, dass der Robotiker bei solch einer Wesenskonstruktion bedarfsweise auch noch weitere Sinne hinzugefügt bekommen kann, wie z.B. einen Radio-, UV- oder Radarsinn. Mit den interdisziplinär funktionierenden *Polybiniden*, könnte ich das Kapitel eigentlich abschließen, aber es gibt noch etwas, was ich vorsichtshalber über die *Polybiniden* im Folgenden sagen möchte:
Dass wir *polybinidal* sind, dürften u.a. auch die zahlreichen kleineren spezifischen Gehirne in unserem Schädel beweisen. Das aber möchte ich den Hirnspezialisten überlassen, denn sie sind vom Fach, und könnten vielleicht glaubhaft nachweisen,

---

[48] Eine Trennung des Nervensystems nach den verschiedenen Sinnen, würde die **Personen**anzahl, also die Summe der *Sinnesbinden*, erkennen lassen.

104

dass von all den Sinneshirnen, konventionell ausgedrückt: „das Kleinhirn, das größte Sinneshirn ist". Die Großhirne mit ihren Hemisphären, worin die verschiedenen Sinnesinformationen in Feldern[49] aufgeteilt sind, könnte man als einen Beobachtungsraum mit vielen Monitoren vergleichen. Der „Rechner", der dort gesucht wird, erforscht man wo anders! Solche komplexeren Schaltvorgänge im Nervensystem, die z.B. erklären wie das Bewusstsein mit dem Unterbewusstsein in Wechselbeziehung arbeiten, um die verschiedenen Dinge zu erkennen, die uns umgeben, oder wie das Gedächtnis hervorgeholt wird, das möchte ich ein anderes Mal beschreibe. Auch kann ich dann von gewissen Hirnteilen berichten, welche den Entwicklungsvorgang im unseren Körper betreiben und so manches andere mehr. Die Leser sollen zuerst über das Prinzip der Selbstwahrnehmung erfahren, bevor ich dann die schwierigeren Erkenntnisse herausbringe.

In diesem Buch ging es mir hauptsächlich um die Schilderung eines enträtselten neuralen Ablaufs, welches allgemein als das Bewusstsein bezeichnet wird. Wie es entsteht und funktioniert, habe ich hier mit eigenen Erkenntnissen auf *binidallogischem* Wege bewiesen, und einiges davon zusätzlich mit anderen hochausgezeichneten Forschungsarbeiten namhafter Wissenschaftler belegt. Das Beispiel mit dem italienischen Koch soll hier nur zeigen, dass die *Binidalität* eine Grundstufe zu solch einer *Poly*-Entwicklung ist.

In einem weiteren brisanten Buch werde ich dann alle weiteren Erkenntnisse beschreibe.

Und jetzt noch ein paar Worte an solche Leute, die glaubten die Auflösung in diesem Werk auf den letzten Seiten gefunden zu haben, ohne das ganze Buch lesen zu müsse. Ich spreche nachweisbar über einen einflussreichen Verlags-Menschen, der all die hier beschriebenen Erkenntnisse, die mit Beweisen namhafter Forscher versehen sind, einfach umging. Nach dieser Vorgehensweise hat er mein Manuskript geprüft, das dann

---

[49] So bezeichnet man alle spezifischen Felder in den **beiden** Großhirnrinden.

zur Ablehnung führte. Unglaublich, dass jemand sich anmaßen kann, mit solchen Methoden über ein Werk zu urteilen.

4.4 Noch etwas Abschließendes zur *Binidallogie* (neu)

Das komplette *Binidallogische* Wisse zeigt auf, wie ein Computerchip gebaut, vernetzt oder verkoppelt sein muss, damit in der Sparte Neuroinformatik eine bewusste Handlung des Roboters erlebt werden kann[50]. So gesehen, werden der Verstand, das Gedächtnis, das Bewusstsein mit seinem Unterbewusstsein und verschiedene Triebe konstruierbar. Man kann sich sicher sein, dass die nach dem *binidallogischen* System gebauten Roboter die Entwicklung des Menschen lebend ergänzen werden. Sollte aber heute schon irgendwo ein Roboter wirklich leben zeigen, so kann dies nicht ohne *binidallogisches* Wissen bewiesen werden!

---

[50] Sollte schon heute irgendwo ein Roboter wirklich leben zeigen, so kann dies nicht ohne *binidallogisches* Wissen bewiesen werden!